RAKSHIT B. M.
SHIVSHANKAR MITHARE
MOHAMMED NASHIRODDIN

COMPLICAÇÕES NO IMPLANTE

RAKSHIT B. M.
SHIVSHANKAR MITHARE
MOHAMMED NASHIRODDIN

COMPLICAÇÕES NO IMPLANTE

ETIOLOGIA, PREVENÇÃO E TRATAMENTO

ScienciaScripts

Imprint

Any brand names and product names mentioned in this book are subject to trademark, brand or patent protection and are trademarks or registered trademarks of their respective holders. The use of brand names, product names, common names, trade names, product descriptions etc. even without a particular marking in this work is in no way to be construed to mean that such names may be regarded as unrestricted in respect of trademark and brand protection legislation and could thus be used by anyone.

Cover image: www.ingimage.com

This book is a translation from the original published under ISBN 978-620-6-14423-6.

Publisher:
Sciencia Scripts
is a trademark of
Dodo Books Indian Ocean Ltd. and OmniScriptum S.R.L publishing group

120 High Road, East Finchley, London, N2 9ED, United Kingdom
Str. Armeneasca 28/1, office 1, Chisinau MD-2012, Republic of Moldova, Europe
Printed at: see last page
ISBN: 978-620-7-12206-6

ÍNDICE

INTRODUÇÃO:

A prostodontia sobre implantes é a fase da prostodontia que se ocupa da substituição de dentes perdidos e/ou estruturas associadas por restaurações fixadas em implantes dentários (implante G.P.T-9).

O objetivo da medicina dentária moderna é restaurar o contorno normal, a função, o conforto, a estética, a fala e a saúde do paciente, independentemente da atrofia, doença ou estado de saúde.
lesões do sistema estomatognático. Como resultado da investigação contínua no planeamento do tratamento, desenhos de implantes, materiais e técnicas, o sucesso previsível é agora uma realidade para muitas situações clínicas difíceis. No entanto, a implantologia dentária acarreta riscos e complicações que podem ocorrer com um cuidado razoável. Todos os implantes disponíveis podem falhar em algum momento. As falhas podem ser difíceis de prever e, após a falha, a causa da falha pode ser difícil de identificar. Foi demonstrado que as falhas podem ocorrer mesmo com os melhores cuidados. Por conseguinte, antes de decidir proceder à terapia com implantes, o doente deve ser informado do risco de complicações associadas ao tratamento.

O conhecimento dos tipos de complicações que podem ocorrer com os procedimentos dentários é um aspeto importante do planeamento do tratamento, da comunicação dentista-paciente e dos cuidados pós-tratamento. Uma vez que a conceção dos estudos clínicos sobre implantes não foi normalizada, a comunicação das complicações clínicas tende a variar.

O Conselho de Materiais e Equipamentos Dentários da Associação Dentária Americana afirma que se deve ter em consideração a avaliação da durabilidade, perda óssea, saúde gengival, profundidade da bolsa, efeito nos dentes adjacentes, função, estética, presença de
infeção, desconforto, parestesia ou anestesia, intrusão do canal mandibular e atitude emocional e psicológica e satisfação dos pacientes (Babush et al).

<u>TERMINOLOGIAS</u>

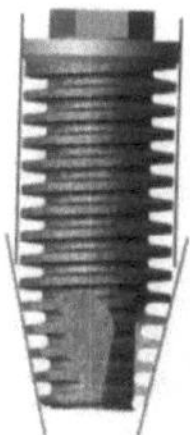

IMPLANTE

Qualquer objeto ou material, como uma substância aloplástica ou outro tecido, que seja parcial ou totalmente inserido ou enxertado no corpo para fins terapêuticos ou de diagnóstico,
para fins protéticos ou experimentais.

IMPLANTE DENTÁRIO

Dispositivo protético ou material aloplástico implantado nos tecidos orais abaixo dos tecidos mucosos ou periósteos e no osso para proporcionar retenção e suporte para próteses fixas ou amovíveis.

OSSEOINTEGRAÇÃO

Aparente ligação ou conexão direta do tecido ósseo a um material aloplástico inerte sem intervenção de tecido conjuntivo.

IMPLANTE ENDOSTEAL

Dispositivo que é colocado no osso alveolar e/ou basal da mandíbula ou maxila e secciona apenas uma placa cortical.

IMPLANTE TRANSOSTEAL

Um implante dentário que penetra em ambas as corticais e atravessa toda a espessura do osso alveolar, também designado por implante de pinça óssea, implante de pinça mandibular, implante transmandibular.

IMPLANTE DENTÁRIO SUBPERIOSTEAL

Uma estrutura metálica fundida que se encaixa sobre o rebordo residual abaixo do periósteo e fornece suporte para uma prótese dentária através de postes ou outros mecanismos que sobressaem através da mucosa.

FALHA DO IMPLANTE

Um fracasso é definido, em termos gerais, como uma deficiência ou ineficácia medida por uma norma jurídica ou uma tentativa falhada.
Define-se como a incapacidade total do implante para cumprir o seu objetivo (função, estética ou fonética) devido a razões mecânicas ou biológicas.

PERI-IMPLANTITE
Termo utilizado para descrever a inflamação à volta de um implante dentário, normalmente o pilar do implante dentário.

CORPO DO IMPLANTE
A parte do implante que fornece suporte para os pilares, encaixando no osso ou através dele.

MÓDULO CREST
O módulo do rebordo de um implante é a parte concebida para reter o componente protético. Representa a zona de transição entre o desenho do corpo do implante e a região transosteal do implante na crista do rebordo.

COLAR DE IMPLANTE
Desenhos que incorporam um componente microscópico nos corpos dos implantes através de revestimentos de hidroxiapatite na face superior do módulo do rebordo. O colar permite que a remodelação funcional ocorra numa região mais consistente. no implante. Sugere que a modelação da crista está limitada à região lisa do implante.

PARAFUSO DA TAMPA
Um componente de um sistema de implante dentário endósseo utilizado para selar, normalmente de forma temporária, o corpo do implante dentário durante a fase de cicatrização após a colocação cirúrgica. Aquando da inserção do corpo do implante ou da cirurgia de fase 1, é colocada uma cobertura de primeira fase na parte superior do implante para evitar que o osso, os tecidos moles ou os detritos invadam o local de ligação do pilar durante a cicatrização.

PARAFUSO DE CURA
Um componente de um sistema de implante dentário endosteal utilizado para selar, normalmente de forma temporária, o corpo do implante dentário durante a fase de cicatrização após a colocação cirúrgica.

PILAR DE IMPLANTE

A parte do implante que suporta e retém uma prótese ou uma superestrutura de implante.

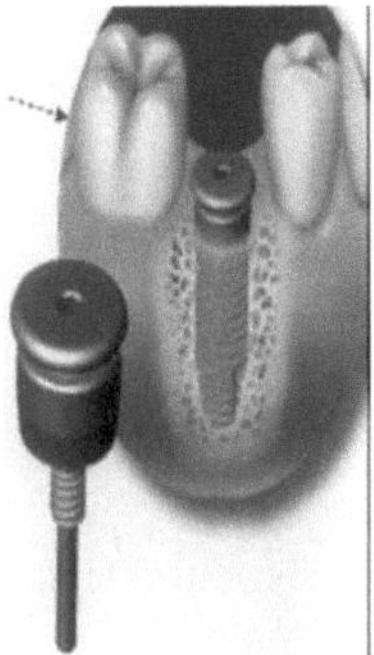 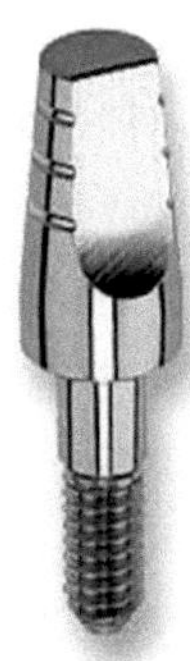

<u>PERSPECTIVA HISTÓRICA</u>

ATÉ AD 1000 - A ERA ANTIGA

A história dos implantes e transplantes dentários remonta também a África (egípcios), à América (maias, astecas e incas) e ao Médio Oriente. Em 1862, Gaillardot escavou um túmulo perto da antiga cidade de Sidon. Aí descobriu um aparelho protético datado de 400 a.C., constituído por quatro dentes naturais colocados entre dentes de marfim esculpidos.

1000-1799 - O PERÍODO MEDIEVAL

Esta época foi dominada pela transplantação de dentes. Abul Kasim, um cirurgião árabe, descreveu os procedimentos de transplante. Apoiado por personalidades como Pierre Fauchard e John Hunter. O receio de transmissão de doenças levou à sua impopularidade.

1800-1910 - O PERÍODO DE FUNDAÇÃO

Início da implantologia oral endo-óssea.

Malligo - em 1809 - inseriu um implante de ouro num local recém-minerado.

1888-utilização de chumbo por berry.

1889-implantação de uma cápsula metálica por Edmunds.

Em 1890, Zamenski relatou a implantação de dentes de porcelana, guta-percha e borracha.

1898-R.E.payne coloca uma cápsula de prata no alvéolo dentário. Em 12 de março de 1889, R.E.payne, membro da Sociedade Dentária de St. Edmunds da cidade de Nova Iorque, comunicou ao primeiro distrito da Sociedade Dentária de Nova Iorque a implantação de uma cápsula metálica no espaço ocupado pelo primeiro pré-molar superior direito.

1910-1930- A ERA PRÉ-MODERNA

E.Payne e E.J Greenfield, dominaram esta época extraindo a raiz, alargando o alvéolo com uma trefina e ensaiando a colocação da cápsula. Colocam sulcos em ambos os lados do alvéolo, enchem dois terços do alvéolo com borracha, colocam uma coroa com uma raiz de porcelana na cápsula e fixam-na com guta-percha.

O primeiro a documentar um procedimento de implantação na literatura científica considerou a implantologia como o "elo perdido" e salientou a importância do conceito de procedimento estéril de "osseointegração".

Greenfield fabricou uma raiz artificial a partir de um fio de iridoplatina de calibre 20 soldado com ouro de 24 quilates. Em 1903, Scholl, da Pensilvânia, implantou um dente de porcelana com uma raiz de porcelana ondulada.

1925-Tomkins - dentes de porcelana implantados. Os implantes Bioceram são compostos por óxido de alumínio alfa monocristalino ou óxido de alumínio policristalino. A Kyocera Corporation, uma empresa japonesa, fabrica implantes Bioceram, que são inteiramente compostos por óxido de alumínio monocristalino e são designados implantes S&E.

1936 - Brill introduziu tampões de borracha numa tomada artificial preparada.

1937-Adams desenvolveu um implante submerso cilíndrico em forma de parafuso. O implante tinha um fundo arredondado, um colo gengival liso e uma tampa de cicatrização.

1935-1978 - O ALVORECER DA ERA MODERNA

1937 Venable desenvolveu a liga fundida de cobalto-crómio-molibdénio, atualmente conhecida como vitálio.

IMPLANTES SUBPERIOSTEAIS:

O desenvolvimento começou com o relatório de Dahl de 1941 e a patente subsequente. Atribui-se a Isaiah Lew o desenvolvimento de impressões ósseas directas e do procedimento subperiosteal em duas fases.

Implantes subperiosteais unilaterais de Weinberg - Em 1955, Leonard Linkow desenvolveu o implante subperiosteal unilateral com dedos linguais.

1947- Formiggini desenvolve o implante de espiral de fio de hélice simples em aço inoxidável ou tântalo.

Nos anos 50, Salagray e Sol desenvolveram um implante subperiosteal simples com uma barra horizontal arejada.

Nos anos 50, Lee introduziu a utilização de um implante endósseo com um pilar central e extensões circunferenciais.

1959 Lew descreveu o progresso e a evolução dos implantes subperiosteais e modificou ainda mais a estrutura para incorporar a máxima resistência e o mínimo volume.

Na década de 1960, Scialom descreveu o uso do arranjo de pinos endósseos tripoidais. Consistem num pino tripoidal de tântalo em que três pinos intersectados foram unidos por acrílico e formados para suportar uma coroa. Foi produzido um encapsulamento fibroso rígido dos espigões. No entanto, a sobrevivência e a manutenção da trifurcação foram limitadas.

Nos anos 60, Chercheve concebeu um implante helicoidal co-cr.

Nos anos 60, Linkow introduziu o implante de ventilação com lâminas.

Na década de 1960, Sandhuas desenvolveu um parafuso ósseo cristalino composto principalmente por óxido de alumínio.

No final da década de 1960, Roberts desenvolveu o implante endósseo de lâmina ramificada.

Foi um período de tentativas e erros dominado pelo trabalho de Linkow. Em 1967, foi introduzida a lâmina de linkow ou ventilador de lâmina de linkow, um implante que dominou a década de 1960,

1968 Weber apresentou um implante subperiosteal universal.

No início da década de 1970, Grenoble introduziu implantes de carbono vítreo, que foram colocados pela primeira vez em caninos. Com base em estudos de biocompatibilidade e de eficácia, foram iniciados estudos clínicos em humanos sobre a utilização deste implante no final da década de 1970.

1974-Metang introduz o conceito de barra mesiodistal.

1978 - Cranin desenvolveu uma barra contínua de brook dale.

No final da década de 1970, James recomendou a utilização da superfície vestibular de ambos os ramos para suportar a estrutura subperiosteal.

IMPLANTES ENDOSTEAIS:

Strock desenvolveu implantes dentários verdadeiramente endósteos na década de 1940 e foi o primeiro a apresentar provas histológicas de osseointegração. Formiggini, em 1947, desenvolveu o implante em espiral de fio de hélice simples. Zepponi desenvolveu um implante espiral fundido.

DE 1978 ATÉ AOS NOSSOS DIAS - IMPLANTOLOGIA ORAL CONTEMPORÂNEA

Este período começou com a conferência de Harvard de 1978. Os resultados de cerca de 30 anos de investigação experimental na Suécia foram finalmente submetidos a uma avaliação pelos pares em 1981. Este implante ficou conhecido primeiro como Biotes e mais tarde como implante Nobelpharma.

No início dos anos 80, a Tatum introduziu os implantes omni R. Trata-se de um implante de canal radicular em liga de titânio.

Nos anos 80, Driskell introduziu o implante endósseo Stryker em forma de raiz, feito de uma liga de tianio com um revestimento de hidroxiapatite.

Nos anos 80, foram introduzidos implantes cilíndricos revestidos com titânio e hidroxiapatite por pulverização de plasma.

1985 Implante ITI introduzido pela Straumann.

<u>REVISÃO DA LITERATURA</u>

Richard Shalak estudou as considerações biomecânicas das próteses osseointegradas em 1983 e concluiu que o aspeto crítico que afecta o sucesso ou insucesso do implante é a forma como a tensão mecânica é transferida do implante para o osso. O implante osseointegrado proporciona um contacto direto com o osso e, por conseguinte, transmitirá qualquer tensão ou ondas de choque aplicadas aos dispositivos. Por este motivo, é aconselhável utilizar material de amortecimento, como a resina acrílica, sob a forma de dentes artificiais de resina acrílica em próteses parciais fixas.

Adell estudou implantes osseointegrados que suportam próteses fixas em maxilares edêntulos em 1983. O material incluía um total de cerca de **4100** implantes instalados em 650 maxilares de 600 pacientes. Concluiu que a função de ancoragem das fixações e, consequentemente, a ancoragem das próteses dependia da manutenção da osseointegração e da manutenção da altura óssea marginal. O número de fixações perdidas foi reduzido. Apenas foi observada uma quantidade mínima de reabsorção da altura óssea marginal. Uma vez que estas perdas ocorreram principalmente durante o primeiro ano após a colocação do pilar, foi possível efetuar um prognóstico previsível para cada paciente após o primeiro ano de utilização da prótese.

Albrektsson, em 1988, num estudo, referiu que as complicações gengivais sob a forma de perfurações da mucosa e fístulas apresentavam uma incidência de 38 a 39 observações no estudo de **11** equipas. As complicações mecânicas, como a fratura do parafuso do pilar, da fixação ou da prótese, ocorreram em 3-5% dos casos. Uma complicação grave registada foi a fratura do osso maxilar através do ponto de inserção do acessório. Foi referido que o doente tinha uma mandíbula extremamente fina antes da cirurgia. O local da fratura cicatrizou sem problemas após a remoção do implante.

Uma avaliação retrospetiva multicêntrica da taxa de sobrevivência das fixações osseointegradas que suportam próteses parciais fixas no tratamento do edentulismo parcial foi efectuada por **D. van Steenberghe** em 1989. A maioria das falhas ocorreu antes da reabilitação protética. A média máxima da margem óssea até à junção da fixação do pilar foi de 2,5 mm. Uma vez que apenas duas das 53 próteses fixas foram perdidas, apenas duas foram perdidas.

Durante o período de observação e uma vez que a maioria das perdas de inserção ocorreu antes da fase protética do tratamento, este estudo apoia o conceito de que as próteses osseointegradas também podem ser aplicadas na reabilitação do edentulismo parcial.

E. A. McGlumphy et al, em 1989, compararam as características de transferência de tensão dos implantes dentários com elementos internos rígidos e elásticos. Foi sugerido que existe um conjunto único de problemas associados à ligação de um implante e de um dente natural com uma prótese parcial fixa.

Este estudo comparou a diferença nos padrões de tensão gerados em plástico fotoelástico num implante 1MZ com um elemento interno elástico ou rígido. Sob uma carga de cantilever normalizada, os padrões de tensão foram fotografados no campo do polariscópio. As áreas totais de tensão foram calculadas e foi efectuada uma comparação estatística. As condições de carga estática do modelo não mostraram qualquer diferença estatística entre a área do padrão de tensão gerado por um implante IMZ com ou sem um elemento interno elástico. Além disso, a carga única produziu a mesma deflexão da viga cantilever, independentemente do elemento interposto.

M. R. Rieger et al efectuaram uma análise de elementos finitos de seis implantes endósseos em 1990. Foram efectuadas comparações utilizando os designs de implantes Branemark, Core-vent, Denar, Miter, Stryker e experimentais. O estudo concluiu que a "tensão de perfuração" apical com todos os implantes não era clinicamente significativa. A saucerização resultante de sobrecargas biomecânicas pode ser uma possibilidade para três dos implantes. Foram sugeridos problemas relacionados com a combinação de sobrecargas e subcargas em simultâneo para vários implantes mais populares nos EUA.

I. P. van Rossen et al. calcularam em 1990, por análise de elementos finitos, a distribuição de tensões no osso em redor de implantes com e sem elementos de absorção de tensões. No caso de um implante autónomo, concluiu-se que a variação do módulo E do elemento de absorção de tensões não tinha qualquer efeito sobre a tensão no osso. No caso de um implante ligado a um dente natural, concluiu-se que se obtinha uma tensão mais uniforme à volta do implante com um módulo E baixo do elemento de absorção de tensões.

I. Naert et al., em 1992, concluíram que as taxas cumulativas de rutura após a construção de pilares
As complicações técnicas foram de 3,9% e 4,1% para a maxila e mandíbula, respetivamente. A falta de estabilidade das próteses contínuas limitou-se a 4,1 % e 5,4 %. As complicações técnicas estiveram mais frequentemente relacionadas com os materiais utilizados. Os resultados de um acompanhamento a médio prazo encorajam a utilização do sistema de integração Branemark Osseo no tratamento do edentulismo parcial.

R. Jacobs et al., em 1993, concluíram que é observada uma reabsorção óssea anual mais pronunciada nos utilizadores de próteses completas em comparação com os utilizadores de sobredentaduras suportadas por dois implantes osseointegrados. Em pacientes com sobredentaduras suportadas por implantes, observa-se uma reabsorção óssea limitada mas contínua. A reabsorção óssea anual ligeiramente superior ocorre com próteses fixas suportadas por implantes. Recomenda-se o revestimento periódico das próteses maxilares para preservar uma dimensão vertical e relações oclusais correctas.

M. R. Rieger et al, em 1989, concluíram que havia uma tendência para mais problemas mecânicos nas próteses suportadas por dois implantes em comparação com as próteses suportadas por dois ou mais implantes. Foram frequentemente observadas fracturas de resina acrílica e facetas de resina composta.

Nancy L. Cleliand et al concluíram, em 1995, que havia um aumento na magnitude da tensão e da deformação à medida que a angulação do pilar aumentava. As tensões e deformações registadas para os três ângulos estavam dentro ou ligeiramente acima da zona fisiológica derivada de estudos em animais. Foi indicada a necessidade de investigar a resposta do osso humano ao stress e à deformação.

Roy L. Bodine et al, em 1996, concluíram que a prótese de implante subperiosteal suportada e retida por um implante mandibular servia com êxito muitos pacientes que não podiam utilizar com sucesso próteses completas. Os resultados da revisão sugerem uma maior consideração da modalidade de prótese de implante subperiosteal para pacientes seleccionados, particularmente aqueles com rebordos mandibulares severamente reabsorvidos.

James C. Taylor et al apresentaram, em 1996, um relatório clínico que ilustrava a degradação in vivo da superfície de um implante dentário revestido com HA, semelhante à descrita na literatura. Os conflitos actuais na literatura clínica e de biomateriais sugerem que
É necessário acumular dados a mais longo prazo para validar a utilização contínua de implantes revestidos com HA.

M. E. Geertman et al, em 1996, avaliaram o efeito das sobredentaduras em diferentes sistemas de implantes em pacientes com maxilares severamente reabsorvidos e compararam-nos 1 ano após a inserção das novas próteses. De acordo com o método Delphi, foi construída uma escala de desempenho clínico dos implantes com base em todas as complicações possíveis dos diferentes sistemas de implantes. Durante o período de cicatrização, um implante IMZ e um implante BRA foram perdidos e um implante TMI foi removido após carga funcional. Os resultados dos parâmetros peri-implantares e radiográficos e a escala CIP não revelaram diferenças significativas entre os três sistemas de implantes.

Cynthia P. Thiel et al. apresentaram em 1996 um relatório clínico sobre a síndrome combinada associada a uma sobredentadura mandibular endóssea implanto-suportada que se opõe a uma prótese maxilar completa implanto-suportada. O aumento da geração de força permitido pelo implante osseointegrado, juntamente com o contacto funcional anterior, favorece a reabsorção do rebordo anterior do maxilar. A reabsorção crónica do rebordo pode levar a todos os sintomas da síndrome combinada. É particularmente importante manter a estabilidade oclusal antero-posterior, especialmente em movimentos protrusivos.

Ann M. Parein et al avaliaram em 1997 o resultado a longo prazo, o tipo e a prevalência de complicações protéticas numa série de pacientes tratados consecutivamente com implantes Branemark na mandíbula parcialmente edêntula. Foram observadas significativamente menos complicações maiores nas próteses suportadas por um ou mais implantes, colocadas exclusivamente em áreas pré-molares, em comparação com as próteses suportadas por implantes molares ou por implantes pré-molares e molares. Nas restaurações unitárias, foram observadas menos complicações maiores nas restaurações cimentadas em comparação com as restaurações aparafusadas.

Regina Mericke-Stern demonstrou a elevada taxa de sucesso, utilidade e fiabilidade das sobredentaduras mandibulares em 1998. É necessário que as sobredentaduras maxilares também se tornem uma opção de tratamento bem estabelecida e fiável para pacientes edêntulos.

Adrianne Schmitt et al apresentaram em 1998 uma breve revisão dos métodos e técnicas de tratamento do paciente desdentado mal-adaptado. Concluiu-se que existe a necessidade de uma opção de tratamento menos invasiva, menos dispendiosa, menos complexa e igualmente eficaz como a sobredentadura suportada por implantes para o paciente desdentado mal-adaptado.

Mohamed Moataz Khamis et al, em 1998, estudaram e

compararam a eficiência mastigatória de três formas oclusais, 0 grau, 30 graus e oclusão lingualizada em indivíduos com próteses de implantes mandibulares e determinaram os seus efeitos nos tecidos de suporte dos implantes. Os testes de eficiência mastigatória e a avaliação das preferências dos pacientes mostraram que os dentes de 30 graus e o contacto lingual proporcionaram uma maior eficiência mastigatória do que os dentes de 0 graus. Nenhuma das formas oclusais testadas mostrou qualquer efeito clínico ou radiográfico prejudicial nos tecidos de suporte dos implantes.

Paul P. Binon relatou em 1998 uma técnica para evitar o afrouxamento dos parafusos do pilar que foi testada com carga acrílica para determinar a sua eficácia. De acordo com os dados obtidos, a técnica recomendada não aumenta a resistência ao afrouxamento dos parafusos. Os espécimes de controlo resistiram a um número médio de ciclos até ao afrouxamento do parafuso superior ao dobro da técnica avaliada.

Martin Gross et al. avaliaram, em 1999, o binário de fecho máximo gerado manualmente para comparação com os valores de binário de fecho recomendados em 5 sistemas de implantes. Os resultados mostraram que o fecho manual máximo não se aproximou do binário de fecho recomendado em nenhum dos sistemas avaliados. Foi observada uma variabilidade significativa inter e intra-operador no binário de fecho com chaves manuais, e o diâmetro e a aderência da chave foram provavelmente uma caraterística importante na geração de um binário de fecho elevado.

Lisa A. Lang et al. examinaram em 1999 a força de aperto transmitida ao implante com e sem a utilização de um dispositivo de contra-torque durante o aperto do parafuso do pilar. Foram observadas diferenças significativas nas forças de aperto transmitidas ao implante com e sem a utilização de um dispositivo de contra-torque durante o aperto dos parafusos do pilar. Uma média de 91% do binário de pré-carga recomendado foi transmitida à interface osso-implante na ausência do dispositivo de contra-torque.
O binário foi transmitido ao implante quando foi utilizado o dispositivo de contra-torque.

R. Steven Boggan et al, em 1999, realizaram uma investigação laboratorial para examinar a influência dos factores de conceção, como o diâmetro da plataforma e a altura do hexágono, na resistência mecânica e na qualidade de adaptação da interface implante-pilar. O implante de 5 mm de diâmetro foi mais forte em condições estáticas e de fadiga do que os implantes de 4 mm de diâmetro. A comparação dos resultados com a literatura publicada indicou que ambos os implantes eram iguais ou superiores a conexões protéticas alternativas numa configuração de teste idêntica. Os resultados dos testes demonstraram a validade dos implantes de maior diâmetro na redução da probabilidade de fratura dos componentes nos sistemas de implantes dentários contemporâneos.

Young Hwan et al avaliaram em 1999 a eficácia do desenho de implantes expansíveis para carga imediata e retardada e para situações de unidade única e múltipla. A taxa de sobrevivência global durante um período de 40 meses foi de 96% na maxila e 98,4% na mandíbula. Os implantes substituídos em alvéolos recentemente extraídos apresentaram uma taxa de sobrevivência de 98,9%. Dentro das limitações deste estudo, foi demonstrado que a caraterística de expansibilidade mecânica pode proporcionar aos operadores algum controlo sobre a estabilidade do implante durante o período vulnerável após a carga imediata dos implantes independentes.

Roman M. Cibirka examinou, em 1999, as possíveis diferenças nos valores de afrouxamento dos parafusos dos pilares após o teste de fadiga, quando as dimensões entre o hexágono externo do implante e o hexágono interno do pilar foram alteradas ou a forma hexagonal externa do implante foi eliminada. Não se observou qualquer afrouxamento do pilar ou deslocações longitudinais na interface implante-pilar. O exame radiográfico não revelou qualquer evidência de flexão ou deslocação do parafuso.

Charles J. Goodacre et al, em 1999, tentaram determinar os diferentes tipos de complicações que foram registadas. Concluiu que ocorreu mais perda de implantes com overdentures do que com outros tipos de próteses. Registou-se uma maior perda na maxila do que na mandíbula com próteses completas fixas e sobredentaduras, enquanto se observou pouca diferença com próteses parciais fixas. Perda de implantes

aumentou com implantes curtos e má qualidade óssea. O tempo até à perda do implante variou consoante o tipo de prótese. As complicações cirúrgicas incluíram distúrbios neurosensoriais, hematomas, fratura e hemorragia mandibular e desvitalização dentária. Foram identificadas alterações ósseas marginais iniciais e a longo prazo. As complicações dos tecidos moles peri-implantares incluíram deiscência, fístulas e inflamação/proliferação gengival. As complicações mecânicas foram o afrouxamento/fratura de parafusos, a fratura de implantes, a fratura de estruturas, bases de resina e materiais de revestimento, fracturas de próteses opostas e problemas de retenção mecânica de overdentures. Alguns estudos também apresentaram problemas fonéticos e estéticos.

David G. Graton et al, em 2001, investigaram o micromovimento da articulação do parafuso do implante e a fadiga dinâmica em função da variação do binário de pré-carga aplicado aos parafusos do pilar quando testados sob carga clínica simulada. Sob os parâmetros de carga deste estudo, não ocorreu fadiga mensurável da interface implante-pilar. No entanto, as ligações aparafusadas de implantes dentários apertadas com valores de pré-carga mais baixos apresentaram um micromovimento significativamente maior na interface implante-pilar.

Martin et al, em 2001, concluíram que a preservação do volume ósseo de suporte bucal é desejável para obter uma resposta de modelação fisiológica e melhorar a placa facial. Um volume ósseo insuficiente pode resultar em fenestração ou deiscência vestibular, o que pode precipitar irritação da mucosa, diminuição do suporte e possível fracasso do implante.

Ross Bryant et al, em 2003, testaram a hipótese de que não existe diferença na perda óssea da crista proximal aos implantes orais em próteses completas suportadas por implantes em adultos mais velhos e mais novos.

Não foram encontradas diferenças significativas entre os grupos. Contudo, foram encontradas diferenças significativas entre alguns subgrupos de adultos mais velhos e mais novos estratificados por arcada e desenho protético.

Charles J. Goodacre et al, em 2003, identificaram os tipos de complicações que foram registadas com implantes endósseos de forma radicular e próteses implanto-suportadas associadas. As complicações foram divididas em seis categorias: cirúrgicas, perda de implantes, perda óssea, peri-implantite e tecidos moles, mecânicas, estéticas e fonéticas. As complicações mais frequentes foram o afrouxamento do mecanismo de retenção da sobredentadura,

Perda de implante em mandíbula irradiada, complicações relacionadas com hemorragia, fratura de resina e faceta com próteses parciais fixas, perda de implante com sobredentadura maxilar, que tem de ser revestida, perda de implante com osso tipo IV e fratura do clip/fixação da sobredentadura.

Youssef AI Abbari et al, em 2003, concluíram que a idade não deve excluir os doentes do tratamento com implantes. A intervenção precoce com implantes é fortemente recomendada quando o paciente se sente capaz e disposto a submeter-se a uma terapia dentária e protética.

Em 2003, **Jerg R. Sturb** et al. avaliaram a resistência à fratura e o modo de falha de cinco combinações diferentes de pilares e implantes individuais antes e depois de uma carga cíclica numa boca artificial. A boca artificial é uma ferramenta útil para testar a estabilidade da interface implante-parafuso-pilar. As propriedades físicas das ligações aparafusadas dos grupos 1 (Steri-Oss/Novostil) e 4 (IMZ Twin+/pilar estético) devem ser melhoradas. Os grupos 2 (pilar anatómico Steri-Oss) (Steri-Oss HL straight) e 5 (Osseolite/UCLA gold) têm potencial para suportar as forças de mordida.

Robert L. Simon concluiu, em 2003, que a evidência de uma utilização bem sucedida de implantes dentários osseointegrados para a restauração de dentes unitários foi registada em dentes anteriores com maior frequência do que em dentes posteriores. A taxa de insucesso dos implantes foi de 4,6%, com complicações de afrouxamento dos parafusos do pilar (7%) e perda de ligação do cimento (22%). Os implantes osteointegrados nas posições molar e pré-molar podem ser restaurados como coroas unitárias.

Meshram et al. concluíram, em 2003, que a carga imediata só era recomendada na região interforaminal mandibular com 4 implantes de pelo menos 10 mm de comprimento cada, com ancoragem bicortical e esplintados com uma barra. A carga imediata só deve ser utilizada se o protocolo puder ser rigorosamente cumprido.

Sawako Yokoyama et al, em 2004, examinaram a influência da localização do comprimento do implante na distribuição de tensões para FPDs posteriores de três unidades no osso mandibular posterior. As tensões equivalentes máximas foram observadas na região cervical do osso cortical adjacente aos implantes mesial e distal. Foi observada uma tensão relativamente elevada de até 73 Mpa adjacente ao implante mesial localizado a 9 mm ou mais.

posterior ao primeiro pré-molar. A utilização de um implante mesial com 12 mm de comprimento mostrou uma influência relativamente pequena na redução do stress. A localização do implante em FPDs cantilevered foi um fator significativo que influenciou a tensão criada no osso.

Ibrahim Alkan et al investigaram, em 2004, a distribuição de tensões em parafusos de implantes pré-carregados em 2 sistemas de articulação implante-pilar sob forças oclusais simuladas. Embora tenha sido demonstrado um aumento ou uma diminuição dos valores de tensão máxima calculados para os parafusos pré-carregados após cargas oclusais, estes valores de tensão mínima estavam muito abaixo da tensão de cedência dos parafusos do pilar e dos parafusos protéticos após cargas oclusais, estes valores de tensão máxima estavam muito abaixo da tensão de cedência dos parafusos do pilar e dos parafusos protéticos de dois sistemas de implantes testados. Os resultados implicam que os três sistemas de articulação implante-pilar testados não podem falhar sob as forças oclusais simuladas.

Gurcan Eskitascioglu et al investigaram, em 2004, o efeito da carga em 1-3 pontos na superfície oclusal do dente na distribuição da tensão numa prótese parcial fixa implanto-suportada e no osso circundante, utilizando uma análise tridimensional de elementos finitos. Observou-se que a combinação ideal de carga vertical era em 2-3 posições, o que diminuía a tensão no osso. Nesta situação, as tensões de von Misc estavam concentradas na estrutura e na superfície oclusal da FPD.

Eduardo Torrado et al, em 2004, compararam a resistência à fratura da porcelana entre coroas metalo-cerâmicas implanto-suportadas aparafusadas e cimentadas e avaliaram se o estreitamento das mesas oclusais através da deslocação da abertura de acesso ao parafuso afectava a resistência à fratura. As coroas metalo-cerâmicas implanto-suportadas aparafusadas apresentaram uma resistência à fratura da porcelana significativamente menor do que as coroas cimentadas. A colocação da abertura de acesso ao parafuso 1 mm deslocada do centro da superfície oclusal não resultou numa menor resistência à fratura. As coroas cimentadas com uma largura vestibulolingual de 4 a 5 mm ou a superfície oclusal não apresentaram uma resistência à fratura da porcelana semelhante.

Periklis Proussaefs et al. avaliaram os parâmetros clínicos de implantes unitários revestidos a hidroxiapatite com rosca e de carga imediata, em 2004. Concluiu que os implantes unitários de raiz podem ser carregados imediatamente quando colocados em

a região dos pré-molares superiores.

Su-Gwan Kim et al em 2008 Embora as complicações graves sejam raras, a colocação de implantes dentários não está isenta de complicações, uma vez que estas podem surgir em qualquer fase (Tabela 8). Por conseguinte, a obtenção cuidadosa de imagens, técnicas cirúrgicas precisas e o conhecimento da anatomia do local da cirurgia são essenciais para evitar complicações. É importante estar ciente das possíveis complicações relacionadas com a colocação de implantes para poder informar o paciente de forma adequada.

Stuart J. Froum at al 2019 a prevalência de complicações aumentou dramaticamente em algumas categorias. No estudo de 10 anos, por exemplo, em termos de complicações técnicas, a incidência de complicações relacionadas com a conexão (afrouxamento ou fratura de parafusos) aumentou de 4,3% após 5 anos para 26,4% após 10 anos. Dos 9% de restaurações cimentadas, 6,2% perderam a retenção no prazo de 5 anos e 24,9% no prazo de 10 anos.

Serkan Dundar at al, em 2017, concluiu que a cirurgia endoscópica intraoral, tal como preferida neste relatório clínico, era uma técnica fiável e minimamente invasiva. Por este motivo, a cirurgia endoscópica deve ser considerada a primeira escolha para a remoção de implantes dentários que tenham deslizado para os seios maxilares dos pacientes.

Ayesha Hanif at al em 2017 Embora os implantes dentários estejam a tornar-se cada vez mais comuns no mercado dos implantes dentários, estão também a tornar-se cada vez mais populares.
Na escolha de substitutos para dentes perdidos, os impedimentos associados a eles também estão a surgir progressivamente. O objetivo da presente revisão é analisar as complicações específicas associadas aos implantes dentários. Protocolos de tratamento e meios possíveis
para evitar certas complicações.

Susanna Annibali at al em 2019 Os acidentes ocorridos durante a cirurgia de implantes podem ser o principal fator determinante do resultado da reabilitação de um doente. Por conseguinte, a prevenção de acidentes deve ser uma prioridade para o cirurgião. O exame clínico e radiográfico cuidadoso de cada paciente, o planeamento preciso dos procedimentos e a utilização de técnicas cirúrgicas adequadas e instrumentos apropriados contribuem para a prevenção de tais eventos.

Yuseung Yi et al em 2020 Este relatório clínico descreve uma nova solução para o tratamento de implantes com parafusos de pilar de implante irremediavelmente fracturados. O parafuso é preparado cortando o parafuso até ao comprimento da parte superior restante das roscas internas do implante e, em seguida, ligando a prótese existente com o parafuso cortado ao implante.

CLASSIFICAÇÃO DOS IMPLANTES:

Dependendo do local anatómico:

A. Subperiosteal

B. Transosteala . Grampo mandibular.
    b. Rábano transmandibular.

C. Endósteo:

    a. Forma da placa/lâmina Por exemplo, sistemas Oratronics, Ultimatics, Stranus.

    b. Forma da raiz:
      (i) Rosca: parafusos, por exemplo, Venplant, Sterioss, etc. Parafusos cilíndricos, por exemplo, Branemark, ITI-TPS.
      (ii) Não roscado:
        Em forma de bala Por exemplo, IMZ, Biovent, Integral, etc. Forma de cesto Por exemplo, Corevent, ITI, cilindro oco, etc.

D. Inserções mucosas

E. Marco Ramus.

F. Endodontia.

Dependendo da reatividade com o osso:

A. Bioactivos Por exemplo, a cerâmica e a hidroxiapatite.

B. Bio-inertes Por exemplo, titânio,
carbono, vitallium.

Dependendo do tipo de integração:

A. Fibrointegração.

B. Osteointegração.

CLASSIFICAÇÃO DAS FALHAS DE IMPLANTES:

Para facilitar a compreensão e a aprendizagem, as falhas de implantes foram classificadas em várias categorias.

NOMENCLATURA DAS FALHAS DE IMPLANTES:

Com o desenvolvimento de muitos sistemas de implantes diferentes e o aparecimento de técnicas como a cirurgia de fase única, a carga imediata e a colocação direta de próteses sobre implantes, a terminologia da falha pode ser confusa.

A terminologia sugerida para o fracasso em relação ao tempo inclui

Falha cirúrgica:

Pode ser utilizado para descrever a impossibilidade de colocar o implante no momento da cirurgia (devido a fratura óssea, impossibilidade de obter uma fixação rígida inicial, etc.).

Falha óssea:

Descreve o período entre a colocação do implante e a ligação do pilar ao implante e está relacionado com a qualidade da cicatrização óssea.

Falha prematura da carga:

Descreve o primeiro ano em que o implante funciona como um pilar protético. Quando é efectuada uma carga imediata, o período de cicatrização óssea e o tempo de carga inicial são semelhantes.

É mais provável que a falha precoce do implante se deva a uma carga demasiado rápida do implante ou a uma superfície de implante inadequada para a magnitude da carga ou para a qualidade do osso.

Falha intermédia do implante:

Este é o período de tempo após o primeiro ano de carregamento e inclui até 5 anos de funcionamento.

Falha tardia do implante:

Este termo é utilizado após o implante e a prótese terem sido carregados durante mais de 5 anos e menos de 10 anos.

Insucesso a longo prazo:

Pode ser utilizado para descrever falhas após 10 anos. As doenças peri-implantares e as fracturas por fadiga são causas frequentes de falhas a longo prazo. Por conseguinte, esta nomenclatura é proposta para facilitar futuros esforços de investigação e interpretação.

<u>As falhas dos implantes</u> <u>podem ser classificadas da seguinte forma:</u>

Dependendo do tipo de implante utilizado:

Falhas do implante

endosteal Falhas

do implante

subperiosteal

Dependendo do momento da falha:

Complicações intra-operatórias

Complicações   a curto prazo

Complicações a longo prazo

Em função do tipo de restauro utilizado:

Falha de um único implante dentário

Complicações de sobredentaduras

suportadas por implantes Complicações de

pontes suportadas por implantes.

Complicações das próteses implanto-suportadas.

Dependendo do implante utilizado

Falhas

de

conceçã

o Falhas

de

biomater

iais

Falhas

de

fadiga

COMPLICAÇÕES CIRÚRGICAS:

1. Osteotomia de grandes dimensões

2. Perfuração das placas corticais

3. Fratura das placas bucal e cortical.

4. Perfurações antrais

5. Retalho mole inadequado para cobertura do implante.

6. Hemorragia

7. Má angulação

8. Lesões do feixe neurovascular mandibular.

9. Falha do enxerto autógeno.

1. OSTEOTOMIA DE GRANDES DIMENSÕES

IMPLANTES DE FORMA RADICULAR:

A melhor forma de gerir os problemas é evitar a sua ocorrência. Utilização de implantes maiores no caso de não ser possível obter a aderência funcional de implantes de pequeno diâmetro. A maioria dos sistemas, incluindo Nobel Biocare, 3i, Calcitek, Steri-Oss, oferece implantes de vários diâmetros. Por exemplo, o design Noble da Biocare oferece um implante de 4 mm para servir de substituição se o cirurgião desgastar o osso ao colocar o tamanho padrão de 3,75 mm. A série Steri-Oss está disponível em diâmetros de 3,25 mm, 3,8 mm e maiores.

A série Steri-Oss Mini de 3,8 mm de diâmetro não tem um tamanho de suporte roscado, mas está disponível um modelo de encaixe de 3,8 mm que pode substituir a rosca descarnada.

o tamanho do implante. Por vezes, o osso não tem densidade suficiente para parar a rotação por travagem por fricção, continuando a rotação da broca óssea ou o próprio implante tem potencial para rasgar as roscas ósseas internas.

Este problema pode ser gerido:

1. Utilizar uma marca no instrumento rotativo para ditar o momento exato de inverter a direção do motor.

2. Parar o motor a quatro ou cinco rotações do assentamento final e completar o procedimento com a chave de catraca manual, segurando-a perto da sua extremidade de trabalho para neutralizar o aumento de alavanca causado pelo seu cabo longo.

3. Efetuar esforços preliminares de colocação, tentando rodar o implante apenas com a roda.

4. Após todas estas precauções, se o implante não parar firmemente, é preferível retirá-lo e colocar o implante seguinte de maior diâmetro, sem dispositivos de rosca ou rosca óssea. Por vezes, a osteotomia é sobredimensionada durante a inserção de um implante de um sistema sem um diâmetro maior disponível. Nestes casos, é preferível remover o implante e colocar uma malha, material de enxerto HA particulado contra as

paredes internas da osteotomia e rolar o implante humedecido com sangue ou soro fisiológico no material de enxerto, reinserindo-o de seguida para obter um ajuste por fricção.

Se a osteotomia for maior do que a infraestrutura da lâmina, aparar uma segunda lâmina omni ou ultra-sónica (fornecida "em branco") mais comprida ou mais profunda para criar um ajuste por fricção dentro da ranhura óssea (se a estrutura anatómica o permitir). Com todas as lâminas AH não revestidas, personalizadas e de catálogo, obtenha uma retenção primária dobrando a infraestrutura numa forma de S suavemente curvada. Isto proporciona um ajuste de fricção primário, bloqueando a lâmina na posição enquanto decorre o processo de osteogénese. Dobrar as lâminas com dois alicates de bico cónico de titânio, aplicando uma pressão muito suave mas firme, de modo a que as dobras sejam graduais e não acentuadas. Em casos de espaços vazios interfaciais superiores a O,5 mm, recomenda-se vivamente a utilização de material de enxerto particulado misturado com osso desmineralizado liofilizado (DFDB) como uma pasta osteoindutora.

PERFURAÇÕES DA PLACA CORTICAL E GESTÃO: FORMA DA RAIZ, FORMA DA PLACA E FORMA DA LÂMINA

Quando se realizam osteotomias para o assentamento de implantes endósteos - laminares, ranhurados, sulcados ou cilíndricos - é possível que, mesmo que o local do hospedeiro seja espaçoso, a má orientação de uma broca na presença de uma irregularidade anatómica inesperada (por exemplo, a fossa submandibular abaixo do rebordo milo-hióideo) possa causar perfuração, quer medialmente, lateralmente ou apicalmente. Quando a largura da crista não é suficiente para a utilização de técnicas de expansão, pode ocorrer fratura com deslocamento ou mesmo perda do segmento cortical. Se o periósteo estiver aderido à placa cortical em risco, o seu reposicionamento após a inserção do implante e sutura tem um bom prognóstico de cicatrização. Se o fragmento for deslocado, pode ser reposicionado, mas o prognóstico é reservado. Se o diâmetro do implante impedir a substituição, é aplicado um segmento de osso particulado com DFDB como expansor na superfície exterior do defeito. O sangue do paciente serve como um meio fibroso de rejuntamento. O encerramento é efectuado após a colocação de uma membrana reabsorvível sobre todo o complexo de enxerto. Embora a fratura da placa seja muito difícil ou impossível de evitar, pode ser deixada sem tratamento se não houver deslocamento. Por outro lado, as perfurações não devem passar despercebidas.

O controlo das perfurações é simples:

Após a conclusão de cada osteotomia, a sua integridade é verificada com uma sonda longa e fina sem corte. Se a ponta cair numa falha ou numa perfuração inacessível, será prudente utilizar uma membrana e colocar um tampão de Colla sobre a mesma, ou bater suavemente num pouco de osso sintético ou autógeno na base do defeito.

Se o canal mandibular for afetado, é colocado suavemente um tampão de Colla na base do defeito para evitar forçar as partículas do enxerto para dentro do feixe neurovascular.

Se ocorrer uma perfuração antral não intencional, mas a ponta da broca não tiver penetrado ou ferido a membrana do seio, o implante é colocado e estende-se para além do córtex até 2 mm, prendendo o revestimento do seio. Se o implante atingir até

Se não se integrar, mantém-se em equilíbrio satisfatório com o seu ambiente. No entanto, se não conseguir integrar-se, a extensão para o espaço cavitário ameaça a possível formação de uma fístula oroantral.

As bolhas de ar que emanam da osteotomia indicam uma perfuração no seio maxilar. Neste caso, a colocação de um implante mais curto após uma reparação profunda com Colla Plug e material de enxerto é uma solução aceitável. Se isto não for satisfatório, o fecho é efectuado com um enxerto de pedículo vestibular. Se a osseointegração falhar novamente, ocorre uma interface de tecido conjuntivo que leva à sinusite maxilar. As perfurações do canal mandibular caracterizam-se por uma hemorragia significativa, que pode ser confirmada por radiografia periapical com uma sonda e um ponto de guta-percha no local.

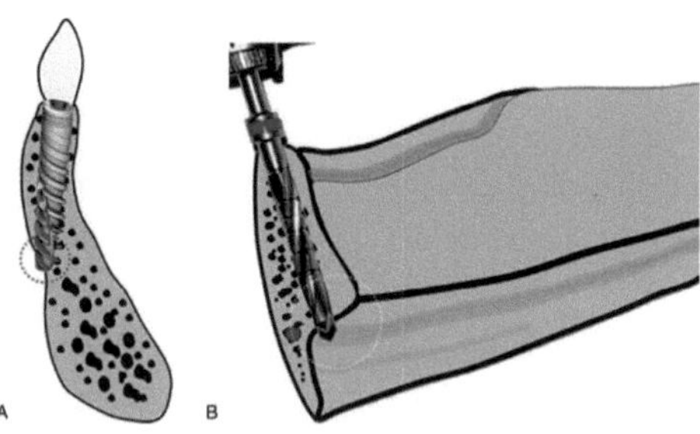

As quatro formas mais eficazes de evitar o embaraço do canal:

1. Medir cuidadosamente nas fases de planeamento e operacional.

2. Utilizar anestesia por infiltração. Em vez de bloquear (o que pode permitir que o doente reaja quando o instrumento se aproxima do canal).

3. Utilize o sentido tátil para se informar sobre o contacto com o osso cortical acima do canal.

4. Utilizar uma radiografia periapical intra-operatória sem distorções. Se o canal tiver sido penetrado, como indicado por hemorragia excessiva, é melhor não colocar o implante. A incisão é simplesmente fechada, dando ao nervo a hipótese de cicatrizar por si próprio.

FRACTURA DAS CORTICAIS VESTIBULAR OU LINGUAL E TRATAMENTO

A fratura das placas corticais vestibulares ou linguais pode ocorrer com qualquer tipo de implante endósseo, mas é mais frequente durante a colocação das lâminas ou durante a realização da expansão do rebordo. Se isto acontecer, a melhor opção é interromper o procedimento de colocação do implante. Se a placa fracturada parecer estar ligada ao retalho mucoperiosteal, pode haver uma boa oportunidade para fixação e subsequente cicatrização.

esperado

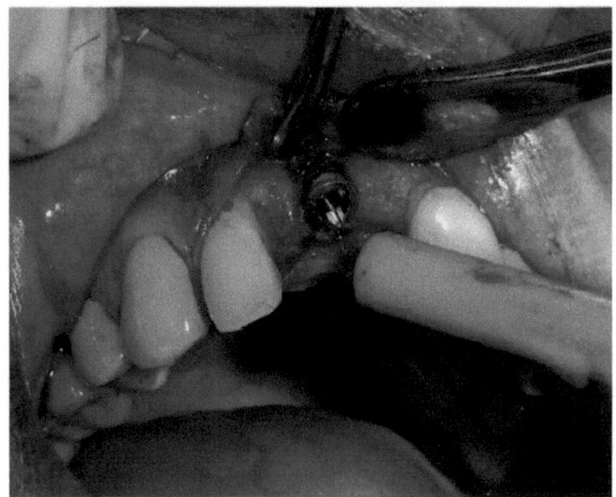

BURACOS ANTRAIS: (Fig. 1) E GESTÃO

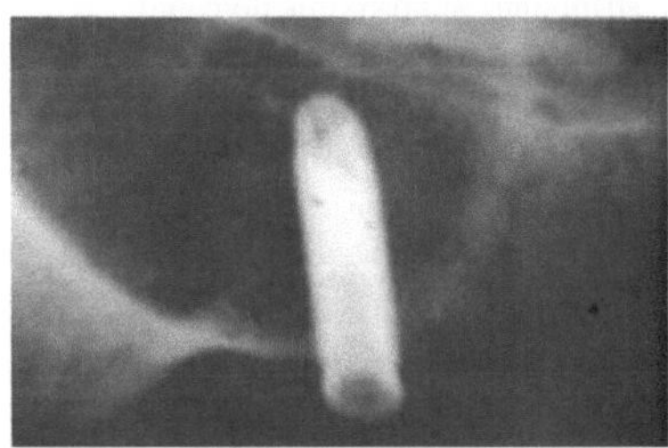

Ao refletir o mucoperiósteo na preparação de uma impressão de implante subperiosteal maxilar, parte do osso cortical maxilar fino como uma casca de ovo que cobre o seio maxilar pode descolar-se e aderir ao retalho. A membrana antral intacta é frequentemente vista. É de cor cinzento-azulada e expande-se com cada expiração do paciente. Se estiver rasgada, as margens são unidas e cobertas com Colla Cote (folha de colagénio) ou uma membrana reabsorvível para permitir que o osso permaneça ligado ao periósteo. Se esta caraterística do desenho tiver de ser evitada, é necessário um procedimento de elevação e enxerto do pavimento do seio.

RETALHOS MOLES INADEQUADOS PARA COBERTURA DE IMPLANTES

Isto ocorre mesmo depois de a incisão e a reflexão dos tecidos moles terem sido efectuadas com grande cuidado. Se a incisão não for efectuada diretamente na crista do rebordo através da Linea Alba, o tecido entre a incisão e esta omnipresente linha branca avascular de tecido cicatricial pode descolar.

Investigações recentes indicaram que os capilares dos retalhos facial e lingual não se anastomosam com a crista da crista. Por conseguinte, as incisões não-crestais podem resultar numa perda de vascularização no tecido elevado do retalho.

BURROS QUEBRADOS:

Podem ocorrer durante a fase de osteotomia piloto na preparação para a colocação do
qualquer tipo de implante endosteal. Isto ocorre mais frequentemente devido ao facto de a broca estar fixada ao osso (Fig. 2).

Uma forma de evitar a fratura da broca, quando ocorre um encravamento, é segurar a peça de mão por baixo da cabeça no ponto de emissão da broca com o polegar e o indicador e pressionar os dedos em conjunto. Apertar a broca entre a cabeça e o osso, forçando-a verticalmente para cima e para fora do osso, num movimento sem torção.

Uma segunda técnica consiste em soltar a broca da peça de mão, facilitando a remoção da broca sem trauma, rodando-a no sentido contrário ao dos ponteiros do relógio com os dedos ou com um alicate Howe.

Se a rebarba se tiver partido, geralmente encontra-se profundamente dentro da osteotomia e possivelmente perto de uma estrutura vital. Se a simples palpação ou sucção não conseguir desalojá-la, o doente deve ser informado.

Tentativas agressivas de remover brocas ou instrumentos partidos destroem potenciais locais de alojamento e podem ser responsáveis por lesões em estruturas vitais adjacentes. As brocas em áreas não críticas podem permanecer em segurança no local durante anos.

Tentar removê-los apenas se for observada uma reação local na radiografia numa data posterior.

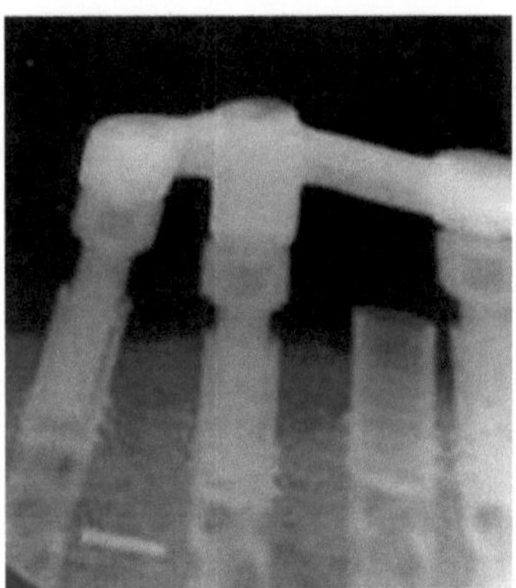

HEMORRAGIA E TRATAMENTO:

A dissecção de tecidos moles ou a cirurgia intra-óssea podem causar hemorragias invulgares. Se o vaso sangrar a partir dos tecidos moles, fixar o vaso com uma pinça hemostática fina e ligar ou eletrocoagular. **Para** além da aplicação de uma pressão firme, a espuma de gel, Surgicel ou Avitene são agentes hemostáticos eficazes. (Fig. 3

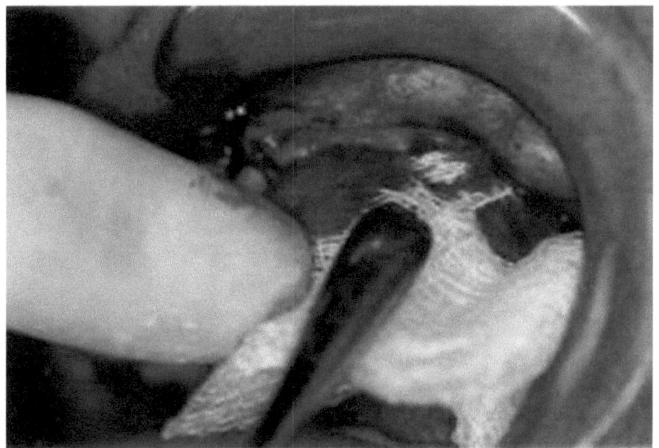

Se a hemorragia for profunda nos tecidos moles, colocar um fio de sutura Vicryl 2-0 numa agulha semicircular grande, profundamente posterior ao local da hemorragia, e atá-lo numa configuração circunferencial em forma de 8. Existe a possibilidade de oclusão das vias aéreas com risco de vida devido a hemorragia ou enfisema iatrogénico. Todos os casos que envolvem tais complicações requerem uma observação intra e pós-operatória cuidadosa.

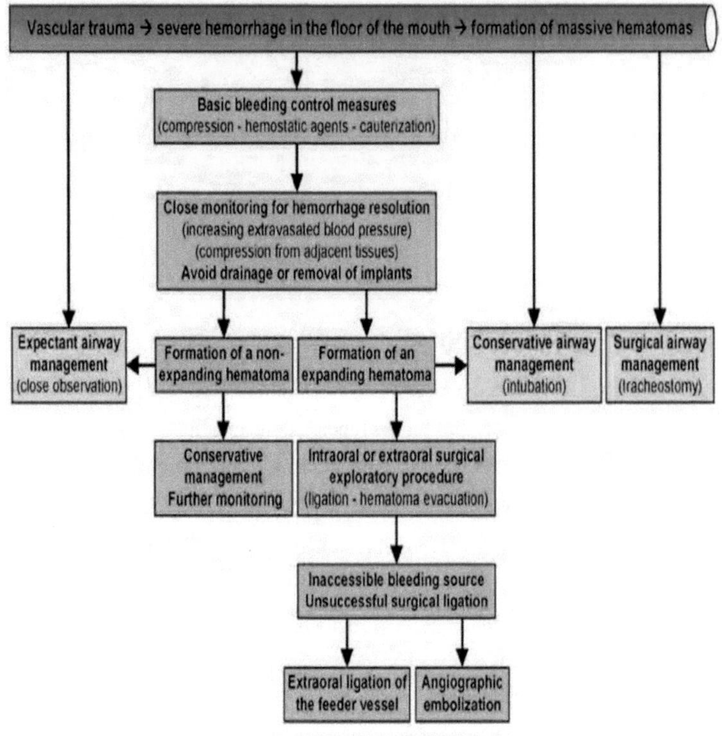

ANGULAÇÃO E GESTÃO DE IMPLANTES

IMPLANTES EM FORMA DE FOLHA E EM FORMA DE PLACA:

Normalmente, isto não é um problema se o implante estiver numa só peça, uma vez que as lâminas são feitas de metais flexíveis, resilientes e compatíveis, e os seus pilares podem ser dobrados para posições paralelas. O implante é dobrado com um alicate de ponta cónica em titânio, de modo a que não se depositem materiais estranhos nas superfícies das lâminas.

No momento da cirurgia, é necessário efetuar vários procedimentos de assentamento experimental com diferentes pilares até se obter a angulação correcta. Os pilares aparafusados rectos apresentam problemas com as correcções de angulação. Pode tentar-se uma ligeira flexão depois de o pilar ser colocado no implante, mas antes da implantação. Se a angulação não puder ser melhorada dobrando o pilar, pode ser corrigida após a integração, colocando coifas telescópicas cimentáveis no alinhamento correto.

IMPLANTES DE FORMA RADICULAR:

As directrizes utilizadas para os laminados podem ser aplicadas ao efetuar correcções de angulação para a maioria das formas radiculares que tenham sido colocadas em posições anatomicamente aceites. Se utilizar um implante press-fit com rosca interna e sem dispositivos anti-rotação (por exemplo, Integral), e com pilares angulados de uma só peça, insira o pilar no implante antes do assentamento. O implante é rodado para uma posição que torna o pilar paralelo aos dentes adjacentes e encaixado na sua osteotomia.

O pilar é desaparafusado e substituído por um parafuso de cicatrização e mantido até à integração. Outra alternativa a utilizar após a integração é fazer uma impressão direta para moldar um pilar de tetina de fricção angulado que necessitaria de cimentação. Ocasionalmente, a colocação de implantes na posição óssea mais adequada faz com que os seus pilares sejam colocados demasiado para vestibular ou lingual ou que emerjam de uma mucosa instável.

Além disso, estão disponíveis pilares angulados que podem ser rodados na plataforma cervical do implante e corretamente posicionados e fixados pelo respetivo parafuso de fixação no encaixe roscado interno do implante.

A natureza e as dimensões do osso residual do paciente determinam onde e em que ângulo e número de implantes de forma radicular proporcionam o melhor prognóstico. Uma vez que a angulação do rebordo nem sempre permite trajectórias ideais para os implantes, pode existir um problema que os procedimentos protéticos clássicos não conseguem resolver.

Uma abordagem possível e mais frequentemente escolhida para a dificuldade da má angulação é ignorar a colocação ideal do implante no leito intraósseo e inserir o implante num ângulo que proporcione uma postura de emergência ideal. No entanto, isto pode resultar na perfuração de uma das placas corticais.

A seleção de lâminas ou formas radiculares que permitam a utilização de pilares com ângulos significativos, pilares com colares ajustáveis, correcções angulares feitas com recurso a materiais de enxerto ósseo ou utilização de implantes subperiosteais são alternativas que ajudam a orientar as decisões operatórias.

Em caso de fraca proximidade ou angulação, deixar os implantes "adormecidos". (Fig: 4)

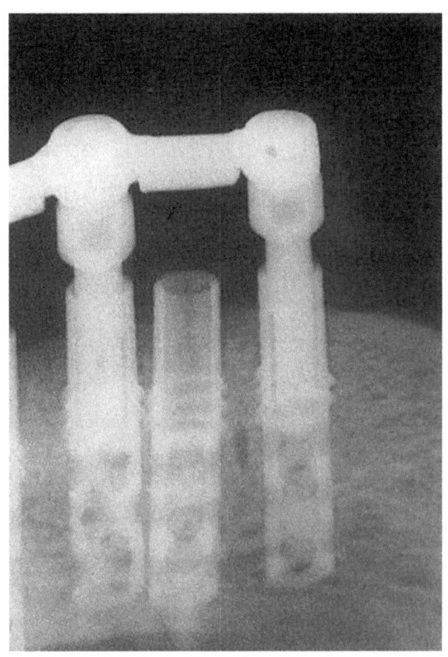

LESÕES DO CONJUNTO MANDIBULARNEUROVASCULAR E MANEJO: (Fig. 5)

Nos casos em que um implante ou instrumentos entram involuntariamente no canal mandibular, o implante deve ser removido e o paciente informado do potencial de disestesia. Trata-se de um fenómeno menos frequente.

Se o nervo tiver sido ferido ou cortado e estiver dentro do canal ósseo, o tempo pode permitir a cicatrização. Há menos hipóteses de cura se a lesão for num feixe neurovascular de tecidos moles, como o ramo mental. Se, ao fim de 6 semanas, a disestesia não tiver diminuído nem se tiver alterado em termos de profundidade, natureza ou carácter, deve ser considerada a possibilidade de exploração e eventual reparação.

Fig:5Fig   :6

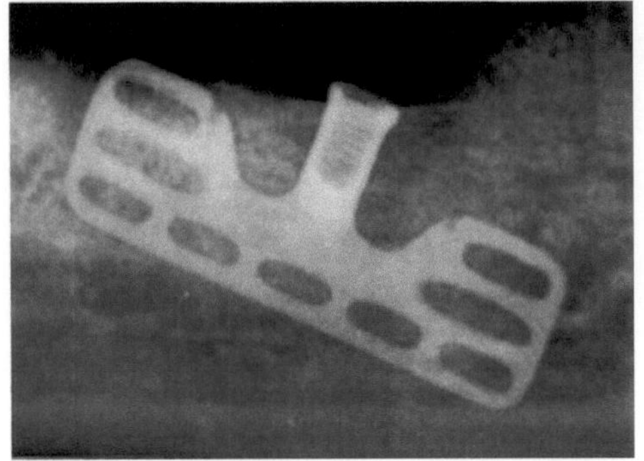 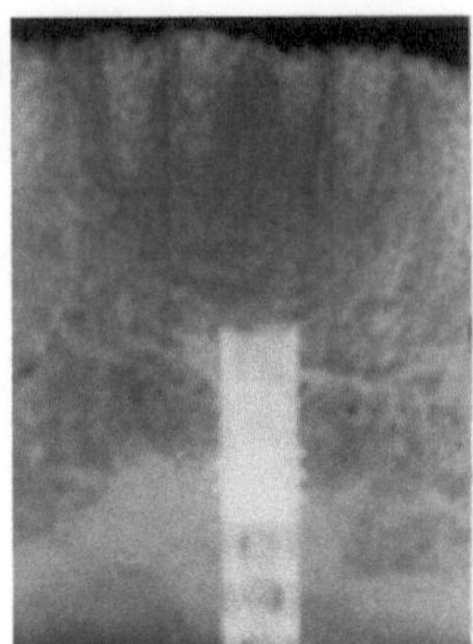

A Fig. 6 mostra a penetração do implante através do bordo inferior da mandíbula.

FALHA DOS ENXERTOS AUTÓGENOS:

A principal causa de insucesso do enxerto ósseo em combinação com implantes endósseos inclui o diagnóstico inadequado, o planeamento do tratamento, a má gestão dos tecidos moles, a colocação de demasiados implantes na cirurgia e o desconhecimento dos requisitos estéticos durante o aumento. Os diagnósticos inadequados incluem patologia sinusal, patologia periapical ou doença periodontal avançada, que podem comprometer o enxerto em resultado de infeção e doenças locais ou sistémicas que comprometem os tecidos duros e moles.

cicatrização de tecidos.

A principal complicação pós-operatória é a deiscência da ferida, que está diretamente relacionada com a falha do implante. O fabrico de próteses de transição sem pressão é um passo obrigatório na prevenção da deiscência da ferida.

Outras complicações pós-operatórias são semelhantes às de outros procedimentos de implantes: infeção, perda de parte do enxerto, deiscência, dor, sinusite. Uma má gestão dos tecidos moles tem efeitos mais devastadores durante a fase pós-operatória imediata.

COMPLICAÇÕES PÓS-CIRÚRGICAS E TRATAMENTO:

Podem ser classificados como:

1. Complicações a curto prazo.

2. Complicações a longo prazo

COMPLICAÇÕES A CURTO PRAZO (PRIMEIROS SEIS MESES, MESES DE PÓS-OPERATÓRIO):

IMPLANTES ENDOSTEAIS:

INFECÇÃO PÓS-OPERATÓRIA:

A infeção pode manifestar-se por exsudação, inchaço dos tecidos ou dor. Se estiver presente um abcesso, é efectuada uma incisão e drenada sob cobertura antibiótica. As infecções precoces não significam o fracasso do implante, mas é obrigatório um tratamento rápido e agressivo.

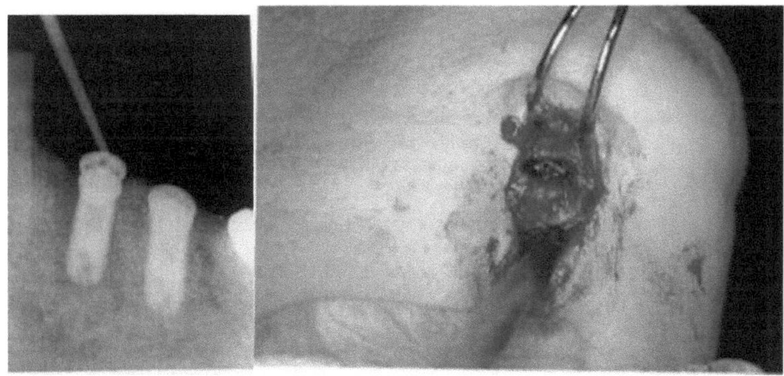

A Fig. 7 mostra um abcesso pós-operatório de curta duração.

A Fig. 8 mostra um parafuso de cicatrização solto que está a causar o inchaço observado no implante submerso.

DISESTESIA:

A ocorrência de disestesia no pós-operatório deve-se, muitas vezes, ao facto de o doente não se aperceber ou não a comunicar imediatamente após a cirurgia, por não ter conseguido distinguir este sintoma de outros como a dor e o inchaço. Se se tratar de uma queixa precisa após a diminuição do edema, sugere-se a remoção do implante. Se os sintomas não parecerem desaparecer no prazo de 6 semanas após a remoção do implante, está indicada a exploração e reparação.

Se a parestesia começar a desenvolver-se durante o período pós-operatório a longo prazo, as influências da reabsorção subimplantar são provavelmente responsáveis devido à proximidade dos implantes ao nervo mandibular. Embora a parestesia seja um sintoma a longo prazo, recomenda-se a remoção do implante assim que os sintomas se tornarem evidentes.

FERIDAS DEISCENTES

No período pós-operatório imediato de 10 dias, a ferida por vezes rasga-se e o implante subjacente fica exposto. Isto deve-se mais frequentemente a incisões em viseira ou outras incisões não-crestais, à presença de GTRM ou à sutura dos retalhos sob tensão.

Nesta altura, é impossível recuperar o encerramento primário e, se for tentado, os tecidos que cobrem o implante recuam ainda mais. A ferida é deixada intacta cirurgicamente e irrigada frequentemente. A gentamicina é diluída em 50 ml de solução salina e utilizada para limpar o metal ou a membrana expostos com um aplicador de algodão. A ferida é geralmente preenchida por segunda intenção, total ou adequadamente, de modo a que o osso fique coberto. Com um regime higiénico rigoroso, este tipo de implante prossegue normalmente a sua integração e apresenta mesmo uma recuperação epitelial razoável.

IMPLANTES DEISCENTES:

Ocasionalmente, um implante de duas fases em forma de lâmina ou de raiz não permanece enterrado sob os tecidos gengivais. Poderá não haver sinais de sofrimento ou infeção, mas um componente distinto do implante, normalmente a tampa ou parafuso de cicatrização, é visível. Este facto não indica fracasso. Em vez disso, a higiene é melhorada e o Peridex é então aplicado. Apesar desta complicação, existe ainda uma boa hipótese de integração do Osseo. O local do implante é avaliado regularmente, tanto a nível clínico como através de radiografias.

RADIOLUCÊNCIAS:

Se no exame pós-operatório, às 4 a 8 semanas, o implante apresentar radiolucência peri-implantar, presume-se que a osseointegração não terá lugar. Em caso de formação de raiz, é aconselhável informar o paciente de que o implante terá de ser removido. Se a radiolucência aparecer apenas no ápice do implante, representa frequentemente uma perfuração da placa cortical e a introdução de células epiteliais, provavelmente no momento da cirurgia. Uma reparação semelhante a uma apicoectomia, utilizando materiais de substituição óssea para preencher o defeito, é frequentemente eficaz no tratamento deste achado.

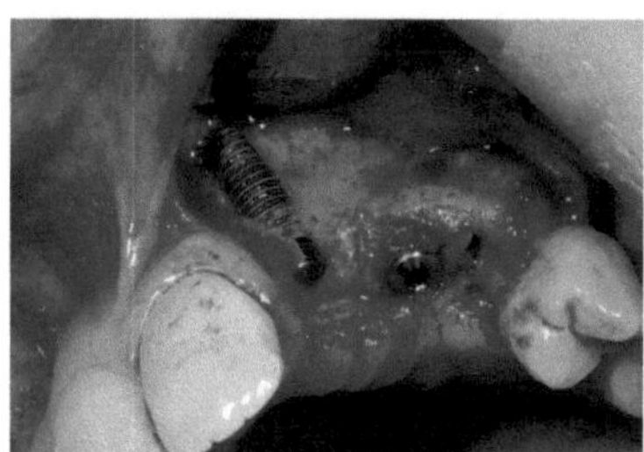

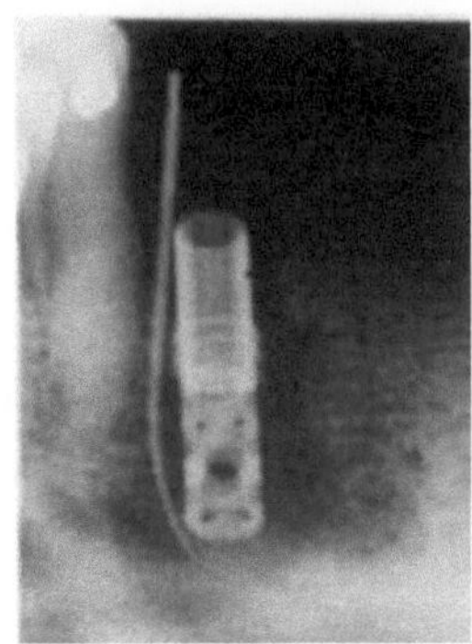

MOBILIDADE DOS IMPLANTES

Os implantes endósseos de peça única, tais como lâminas, grupo de ramos ou parafusos, podem ser móveis antes da fase inicial de cicatrização e chegar ao fim (3 a 6 meses). Se tal for constatado, as hipóteses de restabelecer a firmeza são praticamente nulas. O doente é informado do insucesso e o implante é retirado.

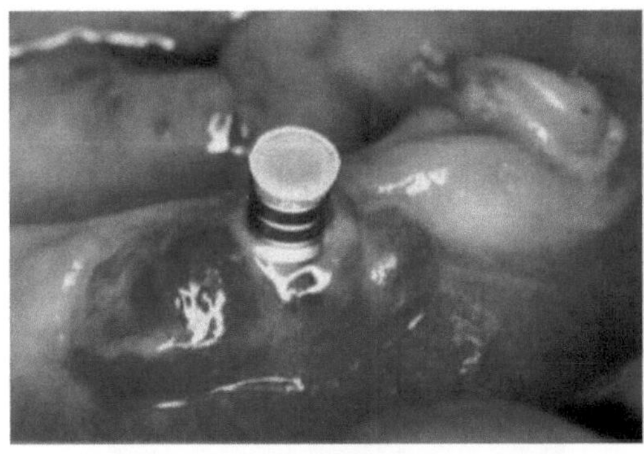
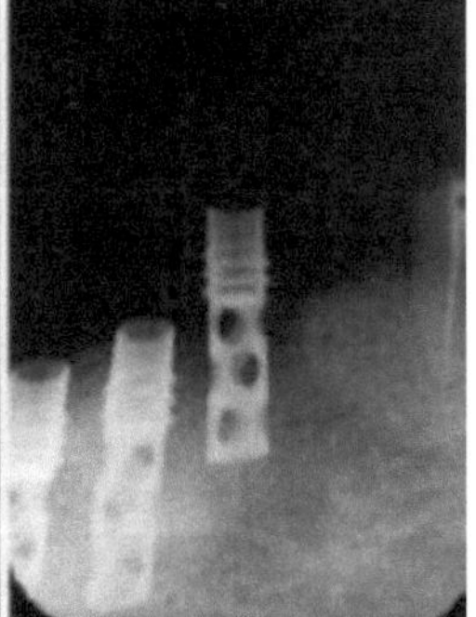

COMPLICAÇÕES ANTRAIS

Se, durante a inserção do implante, o cirurgião penetrar no seio maxilar, ocorre uma infeção pós-operatória, mesmo que a porção do implante pareça residir dentro da cavidade sinusal. Esta complicação pode ocorrer após a elevação do seio maxilar.

especialmente se a integridade da membrana sinusal tiver sido violada.

Esta doença caracteriza-se por dor facial, corrimento nasal purulento, odor ou sabor desagradável, febre e sensibilidade à palpação dos tecidos orais e faciais que revestem o antro. Os achados são confirmados por uma radiografia do lado da água e a zona antral apresenta-se turva ou opaca. Para além da prescrição de um regime sinusal, pode ser indicada a drenagem cirúrgica e a lavagem antral. Um implante responsável pela sinusite maxilar, quer endosteal quer subperiosteal, que não responda aos antibióticos e à irrigação correctiva deve ser removido.

CONTRACTURA CICATRICIAL PÓS-CIRÚRGICA

VESTÍBULO ANTERIOR:

A contratura mandibular anterior ocorre ocasionalmente após a colocação de uma forma de raiz, de um implante subperiosteal ou no encerramento da incisão feita para colher um enxerto ósseo sinfisário. Os sintomas são a alteração da mobilidade do lábio inferior, a alteração da postura labial ou a perda da prega labiomental.

RAFE PTERIGOMANDIBULAR:

Esta área sofre contratura cicatricial 4 a 6 semanas após a cirurgia nas áreas retro molar ou pós tuberosa. O doente pode queixar-se de não conseguir abrir completamente a boca ou de uma sensação de aperto na zona. Uma técnica concebida para eliminar esta contratura linear é a chamada Z-plastia. Após esta cirurgia, a fisioterapia é indicada e no décimo dia o paciente poderá abrir a boca livremente e a aparência da área operada indica a ablação da cicatriz.

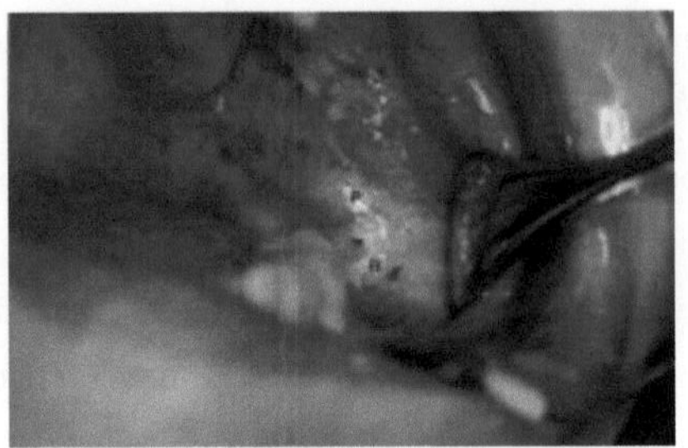

IMPLANTES SUBPERIOSTEAIS:

EXPOSIÇÃO DA ESCORA:

A exposição do suporte subperiosteal do implante ocorre como resultado da rutura da ferida, que pode ser frequentemente evitada através da criação e sutura correcta de retalhos sem tensão. Não devem ser efectuadas tentativas de encerramento cirúrgico secundário. A haste exposta é mantida limpa e isenta de matéria Alba com uma compressa de algodão seguida de Peridex. Com uma higiene satisfatória, os tecidos epiteliais podem crescer lentamente sobre a haste exposta e até selá-la. Isto não acontece, o membro deiscente é tratado simplesmente como um componente perimucoso e as partes expostas podem sobreviver durante anos com perda adicional de tecido duro ou mole.

Se a dor persistir e se a escora não for estratégica, pode ser ressecada.

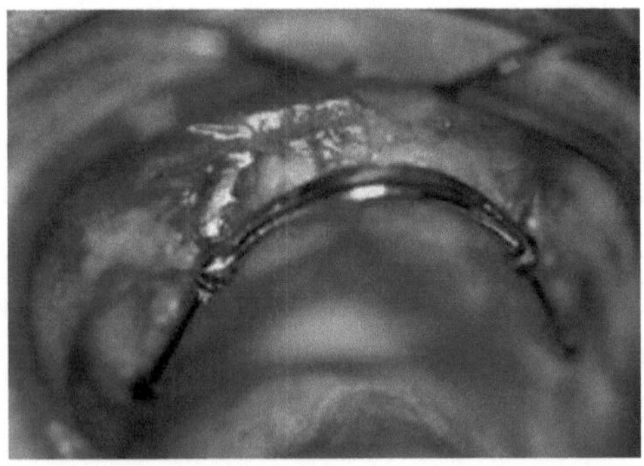

COMPLICAÇÕES A LONGO PRAZO

PERI-IMPLANTITE:

A peri-implantite, um processo semelhante à periodontite, pode afetar os implantes dentários e, uma vez que a periodontite não tratada pode levar à perda de dentes naturais, a peri-implantite pode levar à perda de implantes dentários. Os achados clínicos em torno dos implantes que falham incluem inflamação mascarada, formação de bolsas profundas e perda óssea progressiva.

Os implantes em casos parcialmente desdentados parecem ter um risco mais elevado de peri-implantite do que os implantes em casos total ou completamente desdentados. Existem algumas diferenças qualitativas na microflora que rodeia os implantes e os dentes em bocas parcialmente desdentadas. No entanto, observam-se diminuições quantitativas notáveis no número de agentes patogénicos periodontais à volta dos implantes em pacientes totalmente desdentados. É possível que os dentes naturais actuem como um reservatório de agentes patogénicos periodontais a partir dos quais os implantes podem colonizar na mesma boca. A acumulação de placa durante o período pós-operatório após a colocação de implantes pode comprometer a ligação epitelial às superfícies dos implantes.

PERI-IMPLANTITE RETRÓGRADA:

O insucesso retrógrado do implante pode dever-se a microfracturas ósseas causadas pela carga prematura do implante ou pela sobrecarga provocada por outros traumatismos ou factores oclusais. As falhas de implantes devidas a peri-implantite retrógrada são caracterizadas por perda radiográfica peri-apical sem, pelo menos inicialmente, inflamação gengival. A distinção entre a falha do implante causada por infeção com agentes patogénicos periodontais e a falha do implante com peri-implantite retrógrada (falha traumática) também se reflecte na microflora.

Rosenberg et al demonstraram que, em defeitos de implantes de etiologia principalmente infecciosa, 42% da flora subgengival é constituída por estreptococos Pepto, Fusobacterium e bacilos gram-negativos entéricos.

Os implantes defeituosos de etiologia traumática têm uma microflora que contém principalmente estreptococos.

Os tecidos peri-implantares não suportam tensões biomecânicas mais elevadas porque:

1. Os implantes movem-se minimamente no osso em comparação com os seus homólogos de dentes naturais.
2. A microfractura óssea ocorre com sobrecarga e é irreversível.
3. Com controlo de sobrecarga.
4. A superfície de suporte na forma da raiz do implante é reduzida em comparação com a dos dentes naturais.

Foi demonstrado que a inflamação é mais pronunciada e que o processo inflamatório é mais profundo e mais rápido à volta do implante dentário do que à volta do dente natural. Foi sugerido que os implantes têm uma barreira de tecido natural menos eficaz e são menos

resistente à infeção. A previsibilidade de uma fixação estável aos tecidos moles não foi confirmada e a vedação perimucosa pode ser apenas um arranjo circular de fibras.

IMPLANTES ENDOSTEAIS:

IMPLANTES DOENTES, DEFEITUOSOS OU FALHADOS:

A perda óssea à volta dos implantes começa frequentemente com uma inflamação gengival. O fenómeno de descalcificação hiperémica é um dos factores que contribuem para a desmineralização do osso sob a pele ou mucosa inflamada. Outros factores podem estar relacionados com a nutrição e a idade, secundários a doenças sistémicas ou causados por bruxismo, oclusão traumática, superestruturas mal concebidas, higiene oral inaceitável ou conceção de implantes fisiologicamente incompetentes. A maioria das causas possíveis pode ser tratada por profissionais inovadores, adicionando implantes, corrigindo a oclusão, revendo as superestruturas ou efectuando uma terapia periodontal definitiva. Há mais de uma década que o desenho dos implantes tem sido questionado como causa da saucerização. Partiu-se do princípio de que os 0,5 mm iniciais de perda óssea da marca Bran se acomodariam num padrão fisiológico. A aceitação deste conceito parecia ser universal.

Por conseguinte, os implantes que são fabricados com exteriores irregulares (HA ou pulverização de plasma de titânio para produzir uma maior área de superfície e retenção): são frequentemente levados ao seu pico de fracasso. À medida que o nível ósseo desce, é previsível que os inversores de tecido mole se tornem componentes interfaciais que se opõem às superfícies rugosas dos implantes.

O IMPLANTE FALHADO:

Em caso de mobilidade da forma da raiz ou do implante em forma de pá, o único tratamento aceitável é a extração. Uma das principais causas de afrouxamento de um implante bem sucedido é a falha de cimento num dente natural adjacente ao implante.

Os pilares devem ser bem ajustados, cuidadosamente cimentados e verificados frequentemente quanto a sinais de mobilidade ou sinais reveladores de fluido que apareça nas margens quando pressionados. Uma alternativa que desencoraja o afrouxamento do cimento é a utilização generosa de encravamentos entre os elementos superestruturais do pilar natural e do pilar do implante. Se existirem saliências ósseas profundas a bloquear o implante no local do hospedeiro, pode ser necessário utilizar brocas de fissuras cirúrgicas extra-longas num movimento de aplainamento ligeiro.

diretamente contra o implante. Se tiver ocorrido um defeito antral, o encerramento é planeado após a conclusão das etapas de remoção do implante. O tecido granulomatoso intraósseo é removido de forma agressiva ou o encerramento primário do defeito antral pode não ser bem sucedido.

Fig: AFig: B

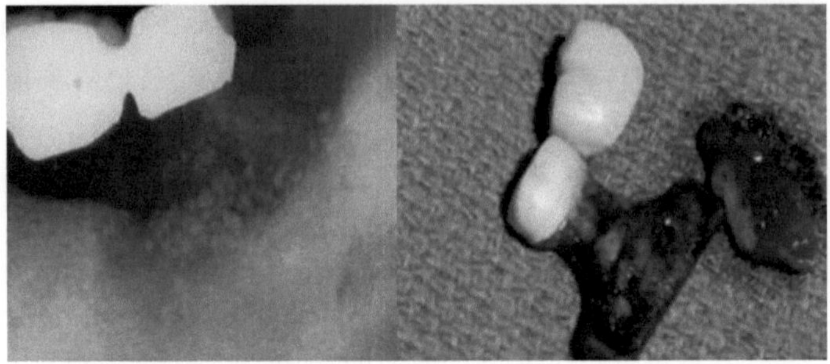

(Fig: A) Um implante de folha de carbono radiolúcido que falha radiograficamente demonstra um grande sítio lítico hospedeiro arredondado. (Fig. B) São observados granulomas, as lesões mais comuns que rodeiam estes implantes endósseos falhados.

O IMPLANTE QUE FALHA:

Se a radiografia de rotina demonstrar uma perda óssea progressiva em torno da área cervical do implante, a causa deve ser analisada e rectificada (Fig. A) A cirurgia de correção dita a criação de retalhos faciais, palatinos e linguais de espessura total, tal como nas operações periodontais. (Fig. B) Os granulomas cervicais são curetados até ao osso, mas deve ter-se o cuidado de não riscar ou ferir as superfícies dos implantes. Nos casos de implantes revestidos com HA, o material particulado é removido. (Fig. C) As pedras de diamante finas arrefecidas a água são eficazes. Se não houver sinais de purulência, a área é preparada através da aplicação de ácido cítrico saturado durante 5 minutos, até que ocorra nova hemorragia.
Instalação ou remoção de parafusos. O material descola-se como borracha e deve ser reaplicado sempre que a superestrutura é colocada.

O IMPLANTE DOENTE:

É o menos afetado dos três estados patológicos. Nada mais do que a evidência radiográfica de perda óssea pode levantar suspeitas ao implantologista. Se as medidas conservadoras locais mantiverem a condição, a observação contínua e a vigilância da bolsa é tudo o que pode ser necessário.

Por outro lado, se for observada uma perda óssea lenta mas constante com aprofundamento da bolsa, é efectuada uma correção completa dos tecidos moles sem remoção do revestimento da superfície. Em vez disso, o ambiente local é exposto a ácido cítrico durante 5 minutos, seguido de enxerto de irrigação e encerramento.

ACTISTA:

Nos casos de bolsas pouco profundas, são utilizadas curetas de plástico ou douradas para o desbridamento. Um filamento polimérico impregnado de tetraciclina chamado actisite é bastante eficaz. Esta forma de terapia antibiótica colocada no interior da bolsa peri-implantar durante um período de 10 dias pode reverter significativamente os sintomas. A reaplicação a cada 3-9 meses e a manutenção do estado de saúde oral resolvem normalmente os problemas de infeção crónica.

IMPLANTE SUBPERIOSTEAL:

REABSORÇÃO ÓSSEA:

Os problemas com os implantes subperiosteais surgem normalmente após um período de tempo considerável. Estão normalmente relacionados com a perda óssea sob as escoras primárias nos componentes posteriores, especialmente nas mulheres. Se as áreas afectadas forem de tamanho modesto, o doente deve ser informado e estas áreas devem ser normalizadas com radiografias. Se as zonas permanecerem assintomáticas, podem ser mantidas sob observação. Pelo contrário, as lesões que aumentam progressivamente de tamanho ou que provocam dor e granulomatose ou inflamação devem ser tratadas de forma agressiva.

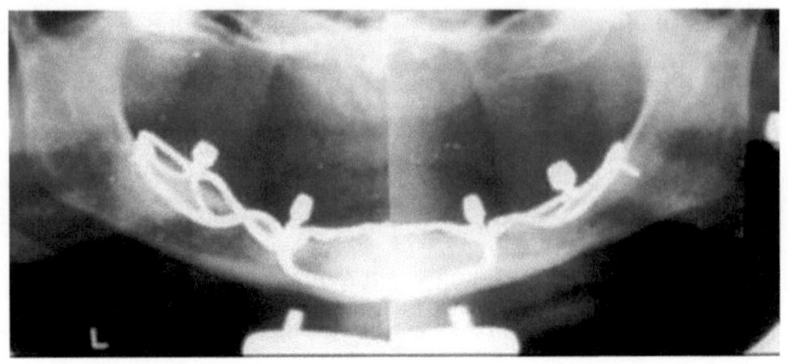

GRANULOMAS PERICERVICAIS RECORRENTES:

Ocasionalmente, protuberâncias de tecido hemorrágico friável sobressaem das fendas gengivais pericervicais dos implantes subperiosteais. Isto ocorre mais frequentemente nas zonas posteriores dos pilares. Uma vez que a presença deste tecido é apenas um sintoma e não uma doença, a curetagem não tem qualquer valor a longo prazo. A etiologia mais provável é a reabsorção óssea subpilar. Se o problema não responder a esta terapia, mesmo que a oclusão traumática e o bruxismo tenham sido eliminados, pode ser necessário reajustar a parte afetada do implante.

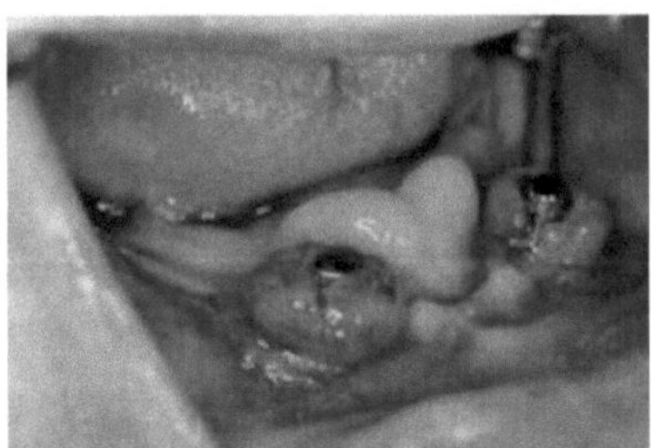

Nos casos em que a manutenção contínua do implante subperiosteal é prejudicial para os doentes, porque todos os esforços de reparação falharam, o implante deve ser removido. Isto aplica-se apenas aos implantes subperiosteais que apresentam mobilidade. Trata-se frequentemente de uma operação difícil, complexa e morosa que pode ser efectuada sob anestesia local ou geral.

DEISCÊNCIA DA ESCORA:

Ocasionalmente, os tecidos retraem-se do suporte após um período de tempo considerável. Isto ocorre mais frequentemente na área lingual posterior da mandíbula devido à atividade do músculo milo-hióideo e à reabsorção óssea subjacente. A melhor cura é a prevenção, evitando-se a colocação de struts na região milo-hióidea.

Quando ocorre e o doente não apresenta sintomas, é aconselhado a manter a

limpar o suporte com pontas de aplicador de algodão

ELEVAÇÃO DO PAVIMENTO SUBLINGUAL PÓS-SUBPERIOSTEAL:

A elevação e substituição do retalho sobre o implante subperiosteal mandibular ou a reparação de implantes endosteais na mandíbula anterior resultam por vezes na elevação do pavimento sublingual e num mau posicionamento que coloca a parte anterior das pilastras sublinguais e os orifícios do ducto de Wharton sobre a crista do rebordo. Como resultado, quando o paciente coloca sua superestrutura ou sobre a dentadura, ele relata dor e muitas vezes experimenta obstrução salivar.

O reposicionamento cirúrgico do pavimento da boca corrige esta dificuldade. Ao fazê-lo, a estrutura do pavimento da boca é estabilizada nas suas novas posições anatomicamente adequadas. mostra um doente com um pavimento sublingual deslocado anteriormente, que ocorreu como resultado de uma cirurgia anterior. mostra que foi feita uma incisão crestal de uma almofada retromolar para a outra, permitindo que todo o complexo sublingual fosse libertado e elevado. Mostra a patência do canal de Wharton antes de reposicionar a margem da ferida e suturá-la ao periósteo lingual num ponto 5 mm abaixo da crista. (Fig. D) mostra que, um ano após a cirurgia, a anatomia sublingual estava corretamente reposicionada, sem possibilidade de impacto da prótese.

FALHAS NA CONCEPÇÃO DE IMPLANTES CLÍNICOS RELACIONADAS COM A ESCOLHA DO BIOMATERIAL E A MAGNITUDE DA FORÇA:

Dois exemplos de falhas de corpos de implantes relacionadas com a escolha do biomaterial surgiram na literatura histórica sobre implantes. Os implantes de carbono vítreo optimizaram o módulo de elasticidade (quiescência) do biomaterial (carbono) sem prestar a devida atenção às considerações relativas à resistência final. Por outro lado, os implantes de alumínio-cerâmica optimizaram a resistência final sem prestar a devida atenção ao módulo de elasticidade.

O desenho do implante de carbono vítreo consistia num corpo de carbono com um pilar interno de aço inoxidável 316 I. A rigidez do corpo de carbono não foi capaz de suportar as cargas fisiológicas no ambiente oral. Foram produzidas microfissuras no corpo e foi introduzida uma via de fluido biológico no pilar de aço inoxidável. O pilar foi então sujeito a uma corrosão drástica com a subsequente libertação de iões metálicos nos tecidos interfaciais. Ocorreu um inchaço extenso dos tecidos, levando à falha e remoção. Uma correspondência estreita entre a rigidez do biomaterial e a do material ósseo não pode, por si só, garantir o sucesso clínico.

Os implantes cerâmicos, como classe, eram anti-hélicos em relação aos implantes de carbono. A resistência à compressão final foi optimizada sacrificando a rigidez do biomaterial e do osso. O módulo de elasticidade da cerâmica é aproximadamente 53 vezes mais rígido do que o do osso. O resultado foi uma aparente proteção do stress ósseo interfacial. O osso tem de sofrer uma tensão superior a 50 microns para funcionar na janela de carga fisiológica. Os implantes de cerâmica muito rígidos absorveram uma quantidade desproporcionada da carga e o osso interfacial entrou em atrofia por desuso.

FALHA CLÍNICA DO DESENHO DO IMPLANTE RELACIONADA COM O TIPO DE FORÇA:

Qualquer superfície de cisalhamento lisa do corpo do implante está em risco de perda óssea devido a uma transferência de carga inadequada. O resultado é uma extensa reabsorção da crista adjacente a uma superfície de cisalhamento longa e lisa no corpo do implante. Isto contribuiu para um aumento da altura da coroa e para a fratura dos pilares. O implante adjacente a estes pilares foi carregado com a mesma prótese, mas o desenho da carga compressiva manteve a altura do osso.

FORNECIMENTO DE ENERGIA E MECANISMOS DE FALHA:

A forma como as forças são aplicadas às restaurações de implantes no ambiente oral determina a probabilidade de falha do sistema. A duração da força pode afetar o resultado final de um sistema de implantes. Forças de magnitude relativamente baixa aplicadas repetidamente durante um longo período de tempo podem levar à falha por fadiga do implante ou da prótese. Se a área da secção transversal for insuficiente para dissipar adequadamente grandes forças, pode ocorrer uma concentração de tensões e, em última análise, uma falha. Se for aplicada uma força a alguma distância de um elo fraco de um implante ou prótese, a flexão ou torção pode levar à falha por fadiga.

A falha pode ser devida a cargas de momento. A compreensão dos mecanismos de aplicação de força e de falha é de importância vital para o implantologista, de modo a evitar complicações dispendiosas.

CARGAS POR ENQUANTO:

O momento da força num ponto tende a produzir rotação ou flexão em torno desse ponto. O momento é definido como um vetor cuja magnitude é igual ao produto da magnitude da força multiplicada pela distância perpendicular (também designada por braço do momento) do ponto de interesse à linha de ação da força. Este momento de carga imposto é também designado por binário ou carga de flexão e pode ser bastante destrutivo no que respeita aos sistemas de implantes. Os binários ou momentos de flexão impostos aos implantes em resultado, por exemplo, de secções de barra ou ponte em consola excessivamente longas podem levar à quebra da interface, reabsorção óssea, afrouxamento do parafuso protético e fratura da barra ou ponte. Os efeitos negativos das saliências são conhecidos há mais de 30 anos. A conceção correcta da restauração deve necessariamente incluir a consideração das forças e do momento de carga causados por estas forças.

BRAÇOS DE MOMENTO CLÍNICO E PERDA ÓSSEA DA CRISTA:

Pode desenvolver-se um total de seis momentos (rotações) em torno dos 3 eixos de coordenadas clínicas acima descritos (eixos ocluso-apical, faciolingual e mesiodistal). Estes momentos induzem micro-rotações e concentrações de tensão na crista do rebordo alveolar, na interface do tecido do implante, que conduzem inevitavelmente à perda óssea da crista. Em implantologia, existem três momentos clínicos:

1. Altura oclusal
2. Comprimento da saliência
3. Largura oclusal

A minimização de cada um destes braços de momento é necessária para evitar restaurações não retidas, fratura de componentes, perda de crista óssea e/ou falha completa do sistema de implantes.

BRAÇO DE MOMENTO DA ALTURA OCLUSAL:

A altura oclusal serve como um braço de momento para os componentes de força dirigidos ao longo do eixo faciolingual. Contactos oclusais de trabalho ou de equilíbrio, impulsos da língua ou cargas passivas da musculatura bucal e da bochecha, bem como componentes de força dirigidos ao longo do eixo mesiodistal.

COMPRIMENTO DO BRAÇO EM CONSOLA MOMENTO:

Podem desenvolver-se grandes momentos a partir de componentes de força de eixo vertical em ambientes protéticos concebidos com extensão em cantilever ou carga compensada de implantes rigidamente fixos. Um componente de força lingual também pode induzir um momento de torção em torno do eixo do colo do implante, se aplicado ao longo de um comprimento em cantilever.

BRAÇO DE MOMENTO DA LARGURA OCLUSAL:

As mesas oclusais largas aumentam o braço de momento para qualquer carga oclusal inicial. O estreitamento das mesas oclusais e/ou o ajuste da oclusão para proporcionar contactos mais cêntricos pode reduzir significativamente.

DICA FACIOLINGUAL

Um círculo vicioso destrutivo pode desenvolver-se com cargas de momento e resultar em perda óssea da crista. À medida que a perda óssea da crista se desenvolve, a altura oclusal aumenta automaticamente. À medida que a altura oclusal aumenta, a micro-rotação faciolingual ou o balanço aumenta e ocorre perda óssea da crista. A menos que o osso aumente em termos de densidade e resistência, o ciclo continua em espiral em direção ao fracasso do implante se o ambiente biomecânico não for corrigido.

FALHA POR FADIGA:

Caracteriza-se por condições de carga cíclicas e dinâmicas. Quatro factores de fadiga aumentam significativamente a probabilidade de falha por fadiga em implantologia:

1. Biomateriais
2. Geometria da estrutura
3. Magnitude da força
4. Número de ciclos.

A geometria de um implante influencia o grau em que este pode resistir a cargas de flexão e torção e, em última análise, à fratura por fadiga. A geometria também inclui a espessura do metal ou do implante. A fratura por fadiga está relacionada com a quarta potência da diferença de espessura. Um material com o dobro da espessura da parede será aproximadamente dezasseis vezes mais forte. Mesmo pequenas alterações na espessura podem resultar numa diferença significativa.

A falha por fadiga é reduzida à medida que o número de ciclos de carga é reduzido. Assim, estratégias agressivas para eliminar hábitos parafuncionais e reduzir os contactos oclusais servem para proteger contra a falha por fadiga.

MOMENTO DE INÉRCIA:

Esta é uma propriedade importante da conceção de implantes cilíndricos devido à sua importância em relação à análise de flexão e torção. Os implantes em forma de raiz têm diferentes geometrias de secção transversal. O implante em forma de raiz pode ser modelado como um círculo oco porque existe um canal no corpo do implante para permitir o encaixe do parafuso do pilar.

A incidência do fenómeno de carga precoce ou "fracasso tardio" varia entre 2,5% e 5,9%. O termo fracasso tardio é geralmente entendido como referindo-se a implantes que falharam no período entre uma cirurgia de segunda fase aparentemente bem sucedida e antes da conclusão da restauração protética. A fundamentação para a RTT baseia-se na premissa de que a maioria, se não todas, as falhas tardias são o resultado de uma falta de integração discreta, que é uma condição em que um implante passa nas avaliações actuais para a avaliação da fixação rígida no momento da recuperação, mas não está suficientemente integrado para permanecer indefinidamente nesse estado. Diz-se que estes implantes têm micromovimento subclínico que atualmente não é visível ou detetável com as técnicas existentes.

ENSAIO DE TORÇÃO INVERSA:

Relatórios recentes sugeriram que o teste de torque reverso do implante endosteal na segunda fase da cirurgia tem vantagens. Duas das supostas vantagens são a sua utilização como medida biomecânica de ancoragem e a sua utilização como verificação definitiva da integração inicial do Osseo.

A RTT tem sido utilizada como ferramenta de investigação há muitos anos. Foram efectuados vários estudos de investigação para determinar a natureza e a resistência da interface entre o implante e o orifício, utilizando a RTT e técnicas de passagem. Estes resultados têm sido úteis para o desenvolvimento de desenhos de corpos de implantes e revestimentos de superfícies. Sempre se desejou uma interface osso-implante forte e estável. O interesse na resistência da interface osso-implante a forças de torção aumentou devido à crescente consciencialização de que são necessárias forças de pré-carga de binário específicas para reduzir a incidência de desaperto do parafuso do pilar. De um ponto de vista clínico, é desejável determinar se a interface implante-osso pode suportar as forças de torque de pré-carga necessárias para apertar os pilares.

GESTÃO PROTÉTICA DA PERDA DE IMPLANTES:

A perda de um ou mais implantes obriga a uma alteração da estratégia protética. É avaliada a condição do mecanismo de suporte recentemente adquirido. As opções incluem o encurtamento das hastes, a eliminação dos cantiléveres e a deslocação do SCBA, dos O-rings ou de outros dispositivos de retenção das posições da extremidade da haste para as posições da mola ou intra-implante. Se as barras forem recuperáveis, estas alterações podem ser efectuadas no laboratório com a ajuda de impressões de recolha. As barras cimentadas podem exigir a utilização de um extrator de coroas pneumático com martelo invertido.

Uma alternativa viável é a colocação de implantes em coifas ou coroas existentes. Isto pode ser um desvio das práticas protéticas impecáveis exigidas na implantologia dentária, mas a experiência tem demonstrado que é uma técnica eficaz. A barra superior, a prótese híbrida ou a ponte fixa é removida e o implante falhado é retirado da sua cripta, com os granulomas circundantes completamente ressecados. Se o local residual revelar hemorragia saudável, osso e dimensões suficientes em largura e comprimento, é inserido um implante de substituição imediata, é colocado material de enxerto e fechado. Estes implantes de substituição devem ser roscados e ter a altura e o comprimento máximos permitidos pelo local de implantação. Após 3 a 6 meses, para permitir a integração óssea, a segunda fase da cirurgia permite a fixação de um pilar angulado de três peças. Os pilares suspensos (por exemplo, Pragon) permitem 18 angulações diferentes, uma das quais permitiria a adaptação a uma coroa ou coifa existente. Poderão ser necessárias algumas alterações ao pilar com ponta de diamante para se adaptar ao pilar. Além disso, uma unidade fixa amovível fabricada para este fim pode ser colocada após a remoção da unidade antiga da prótese e a realização de uma montagem clássica de verificação do tipo fio dental com padrão GC, levando à soldadura de um novo componente superestrutural.

Se for necessário um apoio imediato após a remoção de um dente ou implante de debaixo de uma ponte fixa convencional, corte completamente a superfície oclusal da coroa, coloque a ponte em posição e utilize a coroa como um modelo cirúrgico para assentar com precisão o implante de substituição.

IMPLANTES COM A FORMA DE UMA RAIZ FRACTURADA:

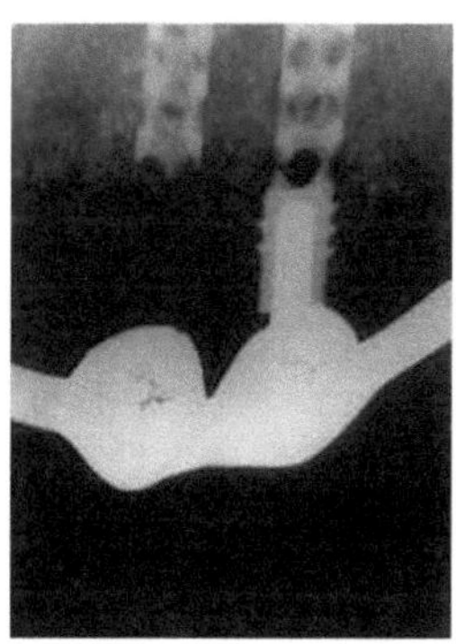

O fenómeno da fratura da infraestrutura foi descrito em todos os tipos de implantes em forma de raiz e de lâmina. A zona de fratura mais frequente ocorre logo abaixo do nível do pilar. Normalmente, a porção apical remanescente está osseointegrada e deve ser deixada sem remover os elementos fracturados. Se a intenção for substituir o implante, a remoção do segmento apical do implante requer uma osteotomia em bloco agressiva e traumática. É então reparado com um material de enxerto e é deixado um período de observação de 6 meses antes da colocação de um novo implante.

PRÓTESES PARTIDAS:

Existem três tipos de pilares para implantes de lâminas radiculares e submersíveis: roscados, cimentáveis e de encaixe por fricção. Se os abusos (flexão superior a 20 graus, flexão e endireitamento excessivos ou movimento brusco da pinça) provocarem um defeito interno no colo do útero, ou se a fadiga do metal provocar a fratura de um pilar ao nível do corpo do implante, pode ser necessário retirar o inserto fracturado para colocar outro. Em caso de fratura da variedade roscada, que é muito menos frequente, é utilizada uma broca de meia-volta para cortar uma ranhura na superfície superior para a utilização de uma chave de parafusos (Fig. A, **B, C).**

A soldadura a frio, cimentada ou falsa, apresenta problemas muito maiores. O fragmento residual é gradualmente perfurado. O problema da perfuração da parede lateral é significativo e, se tal ocorrer, pode desenvolver-se um abcesso parietal ou uma fístula. Torna-se necessário um retalho com reparação HA-GTRM.

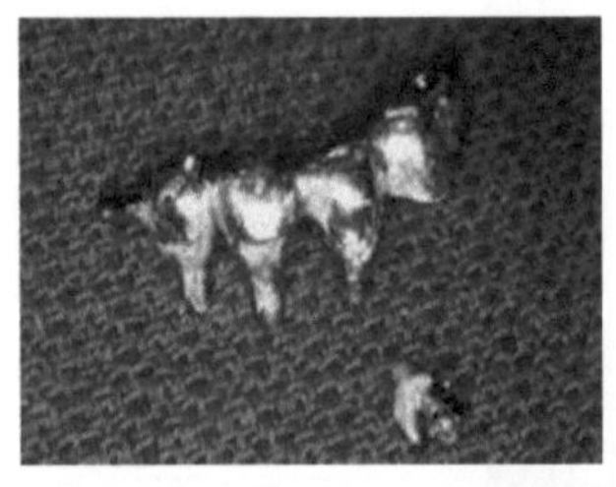
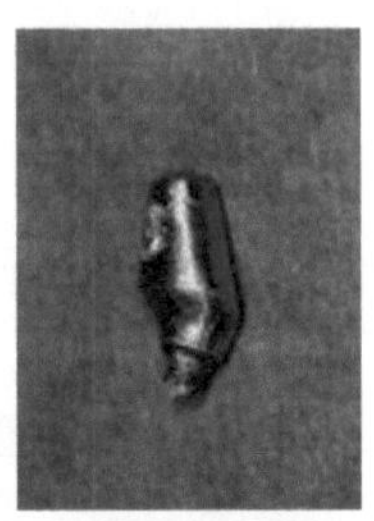
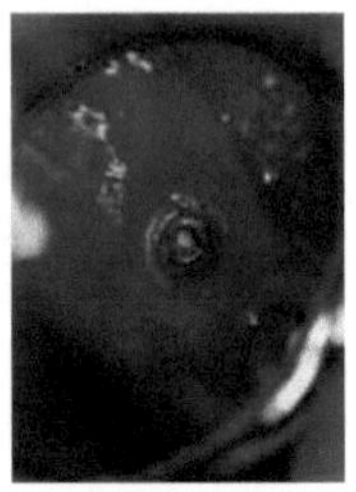

Fig: AFig: BFig   : C

IMPLANTES COM ÂNGULOS INADEQUADOS:

A TÉCNICA DA BARRA DUPLA:

Embora o problema de angulação possa ter sido antecipado na altura da cirurgia, normalmente não se manifesta até à fase experimental da reconstrução protética. Este problema pode ser resolvido utilizando a técnica da barra dupla. O laboratório é instruído para obter três parafusos de empresas europeias. Cada parafuso é fabricado em três partes:

1. Cilindro ou tubo com rosca interna.

2. Gargalo cilíndrico liso.

3. Um parafuso de fixação.

Os três cilindros roscados internamente são fixados à barra da superestrutura original em posições angulares linguais para permitir um posicionamento estético dos parafusos de fixação. São posicionados o mais afastados possível e não em linha reta para promover um apoio e uma distribuição de tensões óptimos. Quando as posições parecem aceitáveis, estes três tubos roscados são soldados à barra.

O passo seguinte é um laboratório transferir a localização destes tubos roscados para a parte inferior de uma segunda superestrutura de resina acrílica ou de metal fundido que é colocada sobre a barra original, que agora transporta os tubos roscados. São feitos furos na segunda superestrutura, cada um diretamente acima de um dos tubos roscados. Nestes orifícios, os colares cilíndricos lisos são processados com acrílico ou soldados, consoante o material escolhido para a segunda barra seja um polímero ou um metal. Nesta altura, a barra fundida original é assente nos pilares do implante da forma habitual e aparafusada no lugar, certificando-se de que as cabeças dos parafusos ficam niveladas com a barra.

A segunda barra de superestrutura é então colocada sobre a primeira e, por meio de um novo parafuso de ajuste, fixada através dos três colares ligados aos cilindros roscados internamente.

PROBLEMAS DE PARAFUSOS:

Um dos problemas pós-operatórios mais frequentes é a fratura ou o afrouxamento dos parafusos ou dos alojamentos dos parafusos. Isto pode ocorrer durante a manipulação ou simplesmente quando a prótese está a funcionar.

QUEBRA DE PARAFUSOS DE FIXAÇÃO EM PONTES FIXAS AMOVÍVEIS:

Este é um problema comum que pode ocorrer quando segmentos distais em cantilever são adicionados. A extensão máxima do cantilever deve ser de 15 mm na mandíbula e nenhuma no maxilar. Se as extensões posteriores forem demasiado longas, os parafusos de retenção podem soltar-se ou partir-se. Isto ocorre porque as forças de mordida posteriores causam uma carga não vertical, que afecta o segmento anterior. Isto também exerce forças de cisalhamento nos parafusos de retenção, o que leva ao afrouxamento e, eventualmente, à fratura. Se a superestrutura se soltar repetidamente, deve ser estabelecida uma oclusão cêntrica corretamente equilibrada. Os parafusos de retenção podem ser substituídos por novos.

O Implaseal, um produto disponível na Lifecore, é utilizado para revestir os parafusos de fixação. Serve como selante antibacteriano mas não interfere com o interior do implante, a superestrutura é removida sem danificar as roscas e é cortada uma ranhura na parte superior do fragmento de parafuso residual. Para retirar o fragmento, é utilizada uma broca redonda de meia polegada de alta velocidade, arrefecida a água, no Impactair para traçar a ranhura horizontal na parte superior da haste residual. Em seguida, utiliza-se uma pequena chave de fendas compatível para retirar o segmento.

ROSCAS DE IMPLANTES DESCASCADAS:

Por vezes, um esforço manual excessivo faz com que a interface da rosca se desloque. Se isto acontecer, é feita uma tentativa de reinserir o parafuso. Se a tentativa for bem sucedida, isso indica que as roscas do parafuso falharam. Se o parafuso de substituição não morder, a falha está no núcleo do implante. Todas as empresas fabricam roscas de parafuso para recortar as roscas internas do núcleo do implante. Estas ferramentas de rosqueamento, feitas de aço de ferro duro, são operadas manualmente e funcionam de forma eficiente e previsível. São fornecidos parafusos com o mesmo diâmetro da rosca para repor o mecanismo de retenção no seu estado anterior ao incidente.

Quando tudo o resto falha, a última alternativa é tratar o implante como se fosse um dente natural. É preparado para o pilar e núcleo e fabricado num dos metais preciosos. A fundição não pode ser efectuada até que o abudment seja adaptado à coroa original lubrificada utilizando o padrão GC. Por fim, o novo pilar é cimentado sobre o implante.

e a prótese que assenta sobre ele é também cimentada.

FABRICO DE PRÓTESES PROVISÓRIAS SUPORTADAS POR IMPLANTES:

Ocasionalmente, pode ser necessário enviar uma prótese fixa removível para o laboratório para reparação depois de ter sido utilizada. Um revestimento de compósito pode ter-se fracturado, pode ter ocorrido desgaste oclusal ou pode ser necessário soldar uma junta metálica. A prótese provisória usada pelo paciente deve ter sido retida ou deve ter sido fabricada uma nova.

BARRA DE MESOESTRUTURA FRACTURADA:

A flexão pré-inserção, a fraca integridade estrutural, os vãos demasiado longos, o suporte insuficiente do implante, a perda de integração de um implante adjacente ou o trauma oclusal excessivo podem resultar na fratura de uma meso-estrutura. Se for do tipo fixo removível, pode ser removida e é feito um índice e a barra é reparada e reforçada. Em caso de fracturas da barra cimentada ou de perda parcial da cimentação, é utilizada a soldadura intra-oral. Este processo não produz praticamente nenhum calor e cria articulações firmes e fiáveis em titânio e ligas de titânio.

AFROUXAMENTO PARCIAL DE BARRAS OU PRÓTESES CIMENTADAS:

Embora as vantagens da cimentação sejam muitas, a sua principal desvantagem é a dificuldade de recuperação. Se a porcelana ou o material compósito fraturar, ou se uma junta de soldadura quebrar, ou se houver um problema de subestrutura, como infeção ou perda óssea, deve ser possível remover a barra.

O segmento solto é removido por seccionamento com discos de carborundum ultrafinos e a coroa é preparada em ambos os lados do segmento removido com diamantes para receber uma nova coroa. Os pilares telescópicos recém-construídos podem ser cimentados. A etiologia da falha de cimentação é primeiramente determinada e eliminada.

Foi demonstrado que um martelo pneumático invertido eficaz ligado à peça de mão pode remover até as próteses cimentadas mais recalcitrantes.

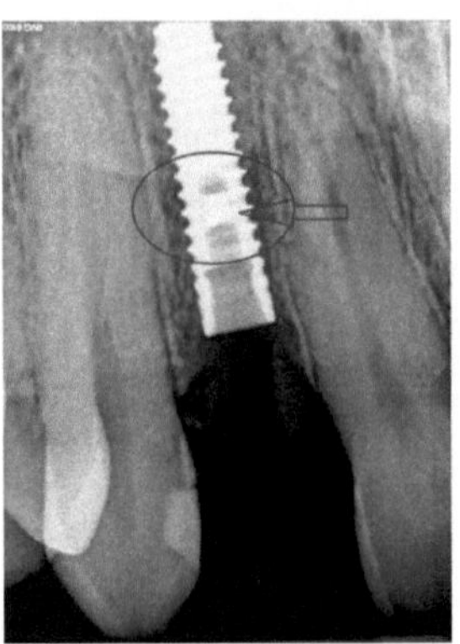

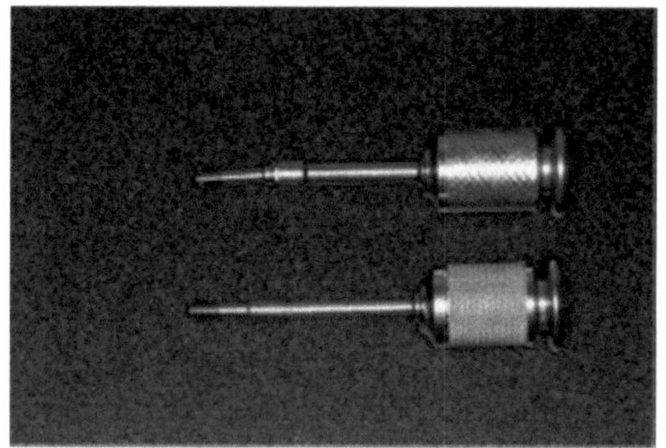

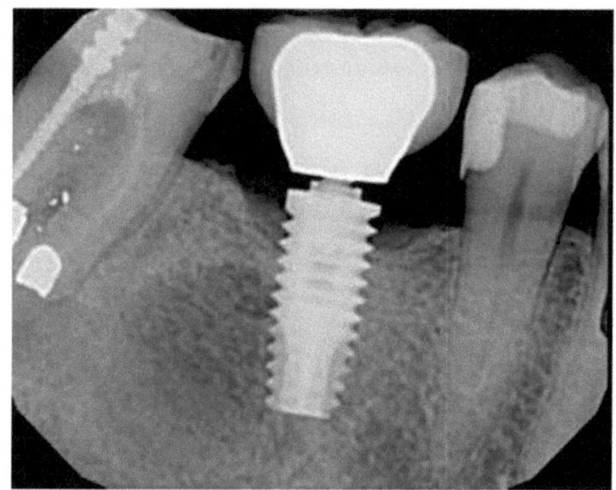

PEÇAS FUNDIDAS DE ENCAIXE IMPRECISO:

O número de passos de moldagem complicados a realizar no consultório, tais como o fabrico de moldeiras especiais, a montagem intra-oral das coifas de moldagem com fio dentário/compósito, a remoção dos implantes com parafusos e a sua colocação na moldagem, conduz frequentemente a imprecisões na colocação de várias unidades de moldagem.

Quando se trata de conceber estas peças fundidas em dispositivos anti-rotação, a precisão necessária para criar interfaces sem falhas praticamente desafia a aceitação à primeira vista.

ABUTMENTOS DE LÂMINA FRACTURADOS:(fig.1)

Os implantes de placa de uma só peça são normalmente feitos de titânio puro e foram concebidos para serem dobrados. Mas a tensão excessiva associada às forças de mastigação e ao galvanismo causado por metais diferentes na prótese fixa pode causar fracturas cervicais. Outra causa comum de fratura está relacionada com a perda de cimento sob o pilar ou de um dente natural numa ponte que partilha pilares naturais e implanto-suportados. As tentativas de atingir a ponte a partir do pilar do implante ainda firmemente cimentado são frequentemente a causa.

Uma alternativa segura é cortar uma ranhura na coroa cimentada, o que permite que a ponte seja facilmente libertada com um pequeno cinzel. Se, apesar da abordagem mais cautelosa, ocorrer uma fratura cervical de um implante de lâmina, mas a infraestrutura estiver firme e bem inserida em osso saudável, é possível reconstruir e utilizar a parte residual.

ABUTES PARTIDOS: (fig.2)

Os implantes subperiosteais raramente fracturam. A realização de radiografias metalúrgicas de todas as peças fundidas antes da colocação cirúrgica pode evitar esta situação. As bolhas e os defeitos de fundição são facilmente visíveis com estas vistas e indicam a rejeição da fundição. Se um pilar estiver partido e restar um colo do útero suficiente, pode ser feito um molde para colocar um telescópio sobre ele. Se tal não for possível, o colo do útero saliente é raspado tanto quanto possível, é criada uma hemorragia de abrasão com uma broca de diamante e o epitélio cobre o coto rompido por segunda intenção. Isto aplica-se especialmente se a área afetada for posterior. Nestes casos, a secção superestrutural da sela imediatamente distal à abudação anterior e a construção de um ED faz com que as alterações se articulem como um conetor. Isto permite que a sela posterior funcione sem tensão.

OUTROS SINTOMAS MAIS SIGNIFICATIVOS:

Em caso de aparecimento recente ou súbito de disestesia ou de mobilidade mínima num implante subperiosteal, é obrigatória a remoção imediata. Durante o procedimento de remoção, é necessário ter o cuidado de não ferir ainda mais o feixe neurovascular ou outras estruturas vitais. A infraestrutura é seccionada em pequenos segmentos, permitindo que alguns componentes deslizem por baixo dos tecidos, minimizando assim o trauma.

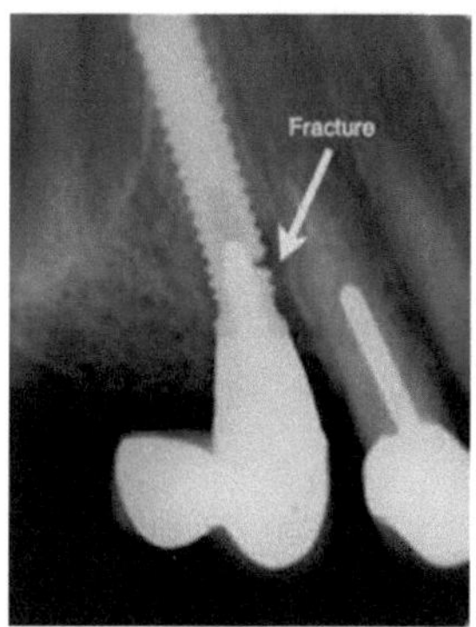

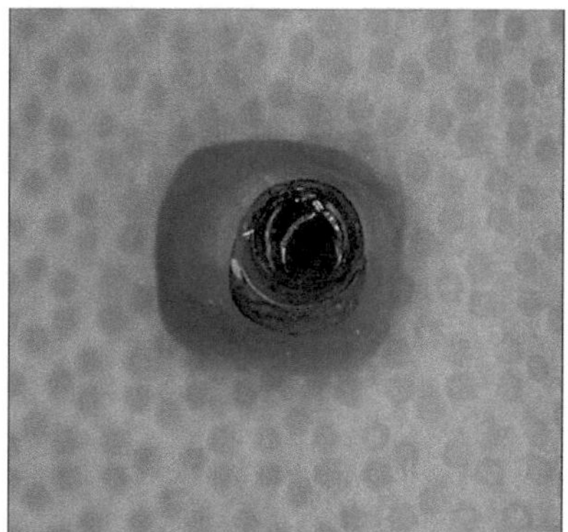

Fig. 1 Fig. 2

FALHAS DE IMPLANTES DENTÁRIOS UNITÁRIOS:

As consequências de uma falha são maiores com um implante de uma unidade do que com uma prótese fixa de três unidades. A falha do implante pode levar à perda óssea, especialmente na região anterior. Consequentemente, pode ser necessário efetuar um enxerto ósseo.

Contra-indicações locais para implantes anteriores únicos:

1. Volume ósseo inadequado.

2. Espaçamento inadequado entre arcos.

3. Mobilidade de 2-4 dentes adjacentes.

Limitação anterior do maxilar num único dente:

1. Tempo

2. Dispositivo de transição amovível

3. Potenciais danos aos dentes adjacentes causados por angulações e proximidade.

4. Esteticamente desafiante.

5. Necessidade frequente de aumento ósseo.

6. Aumento do risco de fracasso

7. Idade

8. Condições inadequadas dos tecidos moles.

9. Custo mais elevado para os doentes.

10. Despesas gerais dos médicos.

Implante posterior de um único dente:

As regiões posteriores da boca requerem frequentemente a substituição de um único dente. Langer et al recomendaram a utilização de implantes de diâmetro largo para situações de compromisso, tais como altura comprometida, qualidade ou substituição imediata de implantes falhados. Em 1995, Rangert et al referiram que a reabsorção óssea induzida por sobrecarga parecia preceder a fratura do implante num número significativo de restaurações de implantes de um único molar.

No mesmo ano, Becker et al relataram que, com um diâmetro de implante largo, foi observada uma taxa de sucesso cumulativa de 95%. A principal complicação foi uma incidência de 38% de afrouxamento do parafuso de ouro. As desvantagens inerentes à região posterior da mandíbula estão relacionadas com as forças mais elevadas desenvolvidas durante a função, a altura limitada causada por marcos anatómicos e a qualidade óssea variável.

SEQUELAS E COMPLICAÇÕES CIRÚRGICAS E TRATAMENTO:

Os pacientes podem sentir algum inchaço, nódoas negras e desconforto no pós-operatório, mesmo com uma simples cirurgia de implante único. Estas sequelas são muito mais prováveis em casos que envolvam a colocação de um grande número de implantes ou enxertos.

As complicações podem ser minimizadas com:

1. Manipulação cirúrgica suave dos tecidos duros e moles.
2. Evitar o reflexo excessivo das alhetas.
3. Analgésicos pré-operatórios e pós-operatórios.
4. Recomendações para a utilização de sacos de gelo para reduzir o inchaço
5. Esteróides intravenosos em casos graves.
6. Pressão aplicada à ferida no pós-operatório para controlar a hemostase e evitar hematomas.

DEISCÊNCIA DA FERIDA:

O tecido mole pode romper-se na primeira semana após a colocação do implante, especialmente em maxilares altamente atróficos. Este facto foi motivo de preocupação para os clínicos quando levou à exposição da cabeça do implante em implantes submersos.

A situação pode ser melhorada substituindo o parafuso de cobertura do implante por um pilar de cicatrização.

FALHA PRECOCE DO IMPLANTE:

A maioria dos insucessos cirúrgicos precoces da osteointegração deve-se a uma técnica cirúrgica deficiente ou à colocação de implantes em osso de densidade muito baixa, ou em áreas com falta de volume ósseo que apenas permitiram a utilização de implantes muito curtos (7 mm ou menos). A falha da osteointegração pode não ser evidente até o cirurgião efetuar a cirurgia de conexão abudmentar ou quando um protésico tenta carregar o implante.

FRATURAS:

A mandíbula severamente reabsorvida pode ser comprometida pela colocação de implantes, de tal forma que a fratura ocorre no momento da cirurgia ou pouco tempo depois. Devem ser efectuados exames de TC seccionais para avaliar adequadamente o perfil da mandíbula severamente reabsorvida e para evitar a colocação de demasiados implantes em áreas de baixo volume ósseo.

<u>COMPLICAÇÕES PROTÉTICAS E MANUTENÇÃO:</u>

Estes variam muito de doente para doente, dependendo do :

1. Suscetibilidade à cárie e à doença periodontal em pacientes dentados.

2. Complexidade e tipo de próteses implanto-suportadas.

3. Requisitos funcionais.

A retenção de placa bacteriana e o desenvolvimento de inflamação também podem ser o sinal inicial de um pilar solto.

PRÓTESE FIXA:

As próteses devem ser verificadas periodicamente para detetar sinais de desgaste ou fratura. As restaurações fixas devem ser verificadas quanto à sua cimentação ou fixação por parafusos. Isto pode incluir a verificação dos parafusos A capacidade dos doentes para manter um nível adequado de higiene oral.

UNIDADES DE UM DENTE:

Requerem pouca manutenção. A maioria das unidades são cimentadas e a integridade da cimentação deve ser verificada. A descolagem da coroa das unidades unitárias é invulgar, mesmo nos casos em que foi utilizado um cimento provisório relativamente fraco. Isto deve-se ao ajuste apertado do pilar à coroa e, nalguns casos, a um elevado grau de paralelismo entre os dois, o que pode tornar a separação difícil ou impossível. Uma complicação mais comum é a incapacidade de assentar a coroa na cimentação original devido à incapacidade de recuperar a pressão hidráulica dentro da coroa utilizando uma cimentação de ventilação.

O mau ajuste marginal resultante e a exposição de uma grande quantidade de cemento lúteo podem levar à inflamação do tecido filho devido ao aumento da retenção de placa bacteriana. A ventilação também ajuda a reduzir o excesso de extrusão de cimento nas margens da coroa, o que pode resultar em próteses retidas e pilares retidos. A oclusão deve ser reavaliada, especialmente quando se regista um desgaste oclusal da prótese ou da dentição natural coexistente. A remoção de rotina de superestruturas de pontes aparafusadas não é recomendada, exceto se houver suspeita de um problema com algum dos implantes ou pilares.

As próteses fixas que são difíceis de limpar pelo doente podem necessitar de ser removidas para permitir uma limpeza profissional adequada, o que é mais fácil com próteses fixas aparafusadas do que com próteses cimentadas. A prótese aparafusada ao rebordo é frequentemente coberta por uma camada de material de restauração, como compósito ou GIC, que pode ter de ser substituído. Os parafusos acessíveis devem ser verificados para garantir que não se soltaram. É mais provável que isto ocorra em próteses mal ajustadas ou em próteses em que tenham sido aplicadas cargas elevadas.

JUNTAS APARAFUSADAS E PILARES:

Ciclos de mastigação repetidos podem resultar no afrouxamento do parafuso, quer ao nível do parafuso da ponte, quer ao nível do abudment. A maioria das restaurações de um único dente tem coroas cimentadas sem acesso direto ao abudment através do aperto do parafuso. O afrouxamento do abudment e o desenvolvimento de um espaço entre o abudment e o implante manifestar-se-ão como próteses soltas. Pode até parecer que ocorreu uma falha ao nível do implante.

O afrouxamento dos parafusos pode ser evitado, em grande medida, prestando atenção aos contactos oclusais e apertando corretamente a ponte e o parafuso abudmental, utilizando primeiro chaves dinamométricas ou peças de mão especificamente concebidas para o efeito. Alguns sistemas de implantes, como o Noble Biocare, sugerem o reaperto dos parafusos da ponte duas semanas após a colocação inicial da superestrutura da ponte. O desenho do abudment ou da interface do implante também pode reduzir esta complicação. O desenho da ligação interna do pilar deve produzir uma articulação mais estável do que os desenhos de topo plano.

Mesmo com esta última conceção, a incidência de afrouxamento dos parafusos é baixa, desde que tenha sido aplicado o binário correto. O afrouxamento dos parafusos é frequentemente um sinal importante de sobrecarga devido a:

- Próteses mal adaptadas / tetina não passiva.

- Má conceção, por exemplo, extensão excessiva da saliência.

- Fraca relação implante/coroa.

- Atenção inadequada aos contactos oclusais.

- Demasiados poucos implantes/dentes para estabelecer uma mesa oclusal correcta.

- Atividade parafuncional.

Estes factores requerem identificação, correção e tratamento adequado para evitar esta complicação. O não tratamento destes problemas, especialmente em doentes com actividades parafuncionais, pode predispor a fracturas dos parafusos, que se manifestam como próteses soltas e podem ser detectadas radiograficamente.

Os parafusos fracturados podem ter de ser removidos e substituídos. Em muitos casos, os parafusos fracturados podem ser desapertados batendo na superfície fracturada com uma sonda afiada e movendo-a no sentido contrário ao dos ponteiros do relógio.

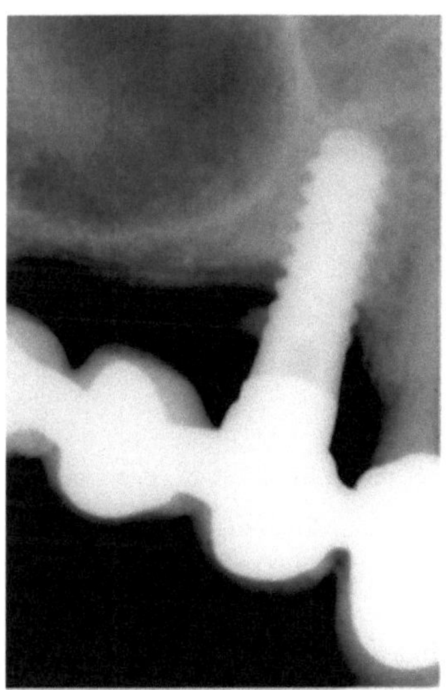 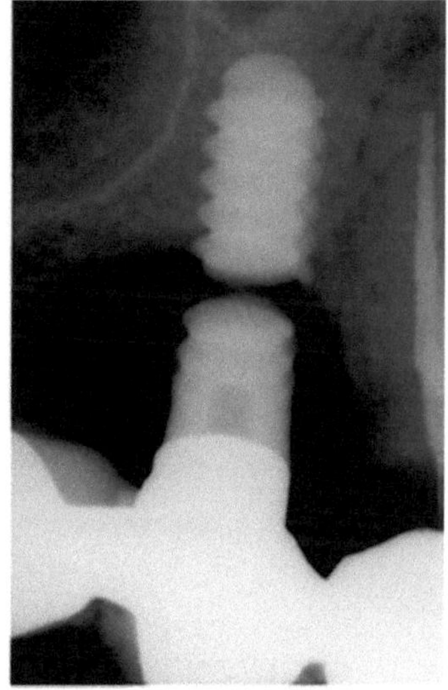

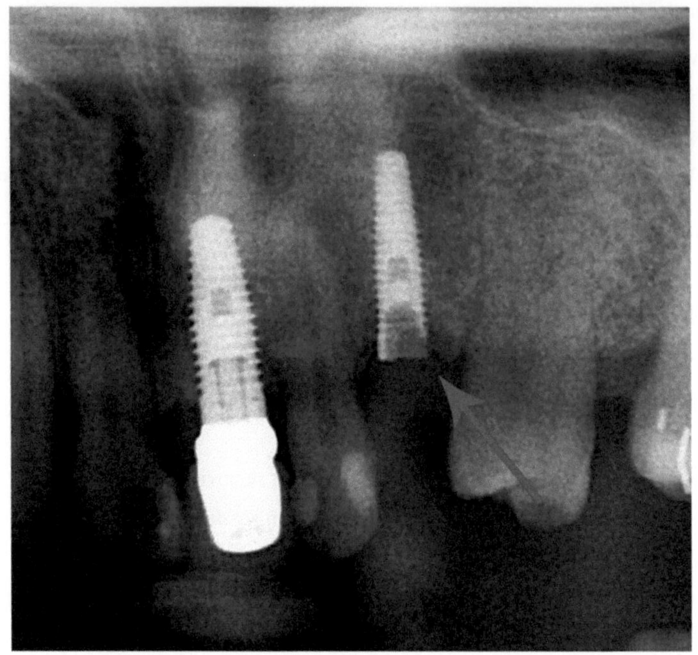

Em alternativa, um kit de extração concebido comercialmente pode facilitar este processo. Os parafusos podem então ser substituídos e deve ser dada atenção à correção da causa do problema, de modo a evitar a recorrência e, possivelmente, a falha definitiva do implante. Em alguns casos, a remoção de parafusos fracturados é impossível. Os parafusos fracturados são difíceis de remover por perfuração sem causar danos consideráveis ao implante. Este facto pode impossibilitar a restauração subsequente, a menos que seja possível construir um pilar personalizado que possa ser cimentado no implante.

FRACTURAS DE IMPLANTES:

Felizmente, a fratura de implantes é rara. É mais provável que ocorra com implantes de diâmetro estreito, especialmente quando a espessura da parede é fina.

- Encargos excessivos.

- Perda óssea marginal que progrediu para um nível de fraqueza inerente do implante, frequentemente o nível em que a espessura da parede é fina ao nível apical do parafuso do pilar.

A fratura do implante raramente é recuperável e requer o enterramento do componente fracturado sob a mucosa ou a sua remoção. Esta última pode ser difícil e traumática, e muitas vezes requer uma trepanação cirúrgica que pode deixar um defeito considerável no osso maxilar.

COMPLICAÇÕES ANTES DA FASE PROTÉTICA:

COLOCAÇÃO DE IMPLANTES NUMA POSIÇÃO NÃO PLANEADA:

Os implantes podem ser colocados inadvertidamente numa posição buco-palatina ou bucolingual não prevista, ou numa angulação não prevista, ou numa profundidade não prevista. Estas situações são mais prováveis quando é utilizada uma endoprótese e ocorrem achados inesperados durante a cirurgia. Pequenas alterações à posição ou angulação pretendida do implante podem ser acomodadas numa sobredentadura, embora possa ser necessário um mecanismo de fixação alternativo.

Os grandes desvios em relação à posição pretendida do implante criarão uma
contorno na prótese acabada. Isto pode ser desconfortável para os doentes e pode levar a dificuldades na fala ou mesmo à proliferação de tecidos moles.

Quando um implante foi colocado numa posição demasiado superficial, pode não haver espaço suficiente para os componentes protéticos ficarem contidos no contorno normal da prótese proposta. Mesmo quando existe um volume suficiente de resina acrílica e está planeado um sistema de barra e clip, a barra resultante pode estar a vários mm da mucosa. Embora isto só seja crítico quando se utilizam implantes curtos e se aumenta a alavanca sob carga, a quantidade do chamado espaço morto aumenta e pode ocorrer crescimento excessivo de tecido sob a barra.

A Noble Biocare introduziu cilindros de cabeça fixa em ouro ou titânio, originalmente concebidos para utilização em cirurgia de implante de fase única, em que a cabeça exterior é superficial à mucosa para reduzir a altura do componente supramucoso. Os cilindros são fixados diretamente ao implante e podem ser reduzidos em altura.

Podem ser utilizados em vez do sistema de cilindro de ouro do pilar num implante colocado superficialmente, para poder colocar uma barra perto da mucosa do rebordo alveolar. Uma desvantagem do implante de peça única ITI / Straumann é o facto de não ser possível compensar um implante que tenha sido colocado demasiado superficialmente.

Quando vários implantes foram colocados demasiado perto uns dos outros, pode não haver espaço suficiente para os clips entre eles. Nestas situações, podem ser necessárias extensões em cantilever, mas é mais provável que os clips se fracturem ou se soltem da resina.

COMPLICAÇÕES PÓS-INSERÇÃO E MANUTENÇÃO

FALHA DE INTEGRAÇÃO DE UM OU MAIS IMPLANTES:

Um ou mais implantes não são integrados antes do início da construção da prótese implanto-suportada, deixando os restantes implantes numa distribuição desfavorável. No maxilar, o ideal é colocar um mínimo de quatro implantes. Se um ou dois falharem, pode ainda ser fabricada uma prótese implanto-suportada, mas o risco de sobrecarga é maior, especialmente quando existem dentes opostos no maxilar. Se os restantes implantes forem unilaterais, a estabilidade da prótese suportada por implantes será afetada.

Nestas situações, devem ser colocados mais implantes para obter a distribuição pretendida. Pode ser construída uma prótese de transição, mas devem ser tidos em conta os riscos de sobrecarga dos restantes implantes.

FALHA DO ENXERTO ÓSSEO, IMPEDINDO A COLOCAÇÃO DO IMPLANTE:

Se isto ocorrer, o procedimento tem de ser repetido, mas os doentes podem decidir colocar uma prótese convencional. Uma nova prótese é muitas vezes necessária devido à inevitável alteração do contorno do rebordo residual após a cirurgia.

COMPLICAÇÕES DURANTE A FASE   PROTÉTICA DO TRATAMENTO   DO TRATAMENTO:

As complicações incluem a fratura da prótese existente após a remoção da resina acrílica para permitir o revestimento macio temporário e o afrouxamento e danos nos pilares de cicatrização. As próteses existentes à base de cobalto-crómio, mesmo quando cortadas extensivamente, são pilares de cicatrização particularmente duros que permanecem na boca durante a fase protética do tratamento.

As próteses de base acrílica são sempre preferíveis, especialmente porque os materiais de revestimento macios aderem com mais segurança.

Os dentes opostos podem danificar a fixação da bola do pilar de cicatrização ou do pilar padrão, especialmente quando é possível um contacto de cisalhamento ou de relance. Este facto deve ser tido em conta durante as fases de planeamento, até ao ponto de alterar o sistema de retenção de modo a que esses contactos sejam verticais numa superfície plana, longe da cabeça curva. Nos casos em que o contacto com a bola não pode ser evitado, pode ser fabricado um protetor bucal em PVC macio para uso noturno.

Quando se utiliza o sistema de bola e clip, é aconselhável experimentar a barra na boca antes de terminar a prótese. Se não encaixar, deve ser verificada num modelo de trabalho. Se o encaixe não for adequado, deve ser cortada e soldada de novo ou refeita antes de a experimentar novamente na boca. Se a barra encaixar no modelo mas não na boca, o modelo deve estar defeituoso e será necessária uma nova impressão final.

DENTADURAS QUE NÃO PODEM SER INSERIDAS SOBRE A BOLA DE FIXAÇÃO:

Se um dos análogos de laboratório não tiver sido inserido com exatidão na impressão, o erro no molde de trabalho pode impedir a inserção da prótese acabada. Nestas situações, as tampas de retenção podem ser removidas e reposicionadas utilizando resina autopolimerizável num procedimento intra-oral.

COMPLICAÇÕES PÓS-INSERÇÃO E

MANUTENÇÃO: FALHA DE INTEGRAÇÃO DE UM

OU MAIS IMPLANTES:

As falhas de implantes são muito raras na mandíbula. As falhas são observadas na arcada maxilar, especialmente em fumadores e onde existiam dentes naturais opostos. Quando o sistema de retenção é uma barra, será necessário fixar a barra para remover o implante falhado e depois seccioná-lo para reduzir o seu comprimento. As falhas tendem a ser mais frequentes nos implantes distais.

FRACTURA DO BALÃO OU DA FIXAÇÃO DO IMPLANTE:

Isto pode ocorrer quando se opõem aos dentes naturais. A parte restante da bola de fixação fracturada pode ser fixada com um explorador dentário ou com um kit de resgate do fabricante. Em casos extremos, a porção pode ser perfurada, mas é difícil evitar danificar a rosca interna do implante.

O kit de recuperação da Nobel Biocare vem com torneiras em miniatura para fixar a rosca interna e deve provavelmente ser utilizado quando um dos componentes danificados é removido. Quando um implante falha devido a fratura, a prótese pode permanecer razoavelmente estável com um único implante.

FRACTURA OU DESGASTE DOS COMPONENTES DA PRÓTESE:

Uma vez fabricadas as próteses implanto-suportadas, alguns pacientes parecem aumentar a força exercida sobre elas durante a mastigação ou a parafunção. Embora o implante possa suportar estas forças, os componentes protéticos e a própria prótese são mais vulneráveis.

Estas forças acrescidas podem causar desgaste excessivo das superfícies oclusais dos dentes, perfuração e fratura do material da base da prótese, fratura dos dentes da prótese, fratura dos clips de resina acrílica, desgaste e fratura das matrizes de fixação das esferas e desgaste das esferas.

Os componentes podem ser substituídos utilizando resina acrílica de polimerização a frio como solução intra-oral.
mas é necessário muito cuidado. Ao substituir os agrafos com este procedimento intra-oral, é útil ter alguma parte da prótese apoiada no complexo de barras, para que a prótese possa ser posicionada com precisão na boca.

A matriz de liga de titânio disponível na Nobel Biocare e na ITI/Straumann é constituída por três partes: uma parte de retenção que é incorporada na resina acrílica da prótese, um anel de retenção em aço inoxidável e uma cobertura amovível para o anel de retenção. Se o anel de retenção precisar de ser substituído, a tampa pode ser desaparafusada para permitir a substituição do anel de retenção sem perturbar a peça de retenção.

As bases de cromo-cobalto podem ser utilizadas para evitar o desgaste excessivo da resina acrílica, especialmente quando os dentes opostos são coroados, e também para evitar a fratura da base quando esta foi reduzida em pacientes com um forte reflexo de vómito.

CONTINUAÇÃO DA REABSORÇÃO ÓSSEA:

Quando existe evidência de reabsorção óssea contínua nas áreas edêntulas afastadas do implante, as próteses suportadas por implantes podem ser revestidas utilizando procedimentos de revestimento.

CRESCIMENTO EXCESSIVO DA MUCOSA SOB A BARRA:

Pode ser removido cirurgicamente se a sua presença causar desconforto ou dificuldades de limpeza.

DIFICULDADE EM FALAR:

Isto não é invulgar nas próteses maxilares em que o contorno palatino é volumoso para acomodar o sistema de barra e clipe. Se o doente não se conseguir habituar ao novo contorno, mesmo após várias semanas, poderá ter de ser considerado um sistema de retenção diferente, denominado encaixe de bola ou ímanes.

<u>**COMPLICAÇÕES DAS SOBREDENTADURAS IMPLANTO-SUPORTADAS E TRATAMENTO:**</u>

TEMPO	DESCRIÇÃO
Cirurgia no estádio I Cirurgia no estádio I	Posição desfavorável do implante e disposição do implante. Inchaço / *equimose* Infeção Resíduos de sutura, deiscência da ferida Neuropatia
Fase II da cirurgia	Não integração da Osseo. Posição desfavorável. Ou angulação
Inserção da prótese	Complicações protéticas. Complicações dos tecidos moles Perda tardia da
Complicações tardias	osteointegração Fratura do componente Complicações dos tecidos moles

COMPLICAÇÕES RELACIONADAS COM A PRÓTESE DENTÁRIA E O SEU TRATAMENTO:

COMPLICAÇÃO PÓS-OPERATÓRIA DE ESTÁGIO II:

A colocação de um pilar de cicatrização curto causa inflamação da mucosa ou pode provocar o crescimento de tecido para cobrir a parte superior do pilar de cicatrização ou da tampa de cicatrização. Isto pode levar a uma colisão de tecidos entre o pilar e a base da prótese demasiado esticada.

A seleção de um pilar longo resultará na perfuração da base da prótese e também na abertura da dimensão vertical. Este aumento da dimensão vertical irá causar alterações estéticas e funcionais.

Uma das primeiras complicações numa situação pós-cirúrgica é o afrouxamento do pilar, que resulta numa reação inflamatória e dolorosa dos tecidos moles. Nesta fase, devemos avaliar a superfície superior do implante para garantir que não existe tecido mole ou duro a cobrir a p l a t a f o r m a d o implante. A presença de osso na plataforma pode impedir assentamento do pilar, resultando num desalinhamento do componente e numa tendência para o pilar se soltar.

COMPLICAÇÕES NA IMPRESSÃO:

Se os implantes estiverem demasiado próximos uns dos outros e também forem convergentes, as coifas de impressão podem interferir umas com as outras, resultando numa impressão imprecisa. Os implantes demasiado divergentes podem causar problemas no assentamento da moldeira de impressão sobre as coifas de impressão e os pinos de laboratório. As impressões não serão exactas se o hexágono do pilar e os implantes não estiverem corretamente alinhados e apertados antes de efetuar a impressão. Devem ser efectuadas radiografias periapicais para confirmar o assentamento dos componentes.

MODELO DE CONFIRMAÇÃO:

As coifas de impressão são fixadas aos análogos do pilar no modelo de trabalho e cimentadas com resina acrílica ou material fotopolimerizável. Este modelo pode ser utilizado para avaliar a exatidão do modelo de gesso obtido a partir da impressão original.

COMPLICAÇÃO NA TENTATIVA DE TRABALHO DENTÁRIO:

Os compromissos efectuados na fase I da cirurgia podem levar a estas complicações. Uma inclinação ou colocação infeliz dos implantes devido a défices anatómicos do osso hospedeiro ou a um erro operatório pode exigir a revisão da prescrição protética ou a utilização de componentes alternativos. No caso de implantes angulados labialmente, é utilizado um pilar angulado que contorna o parafuso de retenção de liga de ouro existente na superfície vestibular do dente protético. Isto corrige os problemas estéticos, mas causa a carga axial a que o implante será sujeito durante a função.

COLOCAÇÃO DE PRÓTESES:

Os alimentos podem ser recolhidos por baixo da parte anterior da prótese, se esta for uma bola e clipe ou um encaixe de bola. Isto deve-se, em parte, à impressão ou anatomia relativamente imprecisa neste local e, em parte, ao bloqueio à volta do hardware de retenção.

antes do tratamento final. A adição de uma resina acrílica autopolimerizável às cristas linguais e labiais nestas áreas resolve normalmente estes problemas.

Na configuração de barra e clip, o clip pode dificultar a remoção da sobredentadura, a menos que seja ligeiramente desapertado antes da primeira inserção. Pode ser facilmente apertado após os outros procedimentos habituais de inserção da prótese total.

Nos primeiros dias após a colocação da sobredentadura, o doente pode sentir pequenas irritações na área de apoio dos tecidos moles da prótese. Isto é corrigido à medida que a prótese é aliviada e ajustada.

APÓS A INSERÇÃO:

TIPO	DESCRIÇÃO
Estruturais	Fratura da prótese Fratura do parafuso de fixação da prótese Fratura do parafuso do pilar Fratura de implantes
Cosméticos	Segundo a perceção dos doentes e do dentista

Funcional	Problemas de fala
	Desconforto muscular
	transitório ou perturbações da
	ATM

COMPLICAÇÕES ESTRUTURAIS:

Todos os três níveis de componentes do sistema completo suportado por implantes são sujeitos a tensões de carga oclusal e parafuncional repetidas, resultando na fratura de qualquer um destes componentes (parafuso de retenção protético, parafuso do pilar ou o próprio implante). Se a parte superior da área roscada estiver acessível, o fragmento do parafuso pode ser cuidadosamente removido tocando na parte exterior da parte superior da peça fracturada, permanecendo no parafuso do pilar central com um alargador de fissuras cónico utilizando uma peça de mão a uma velocidade muito baixa, ou utiliza-se uma pinça hemostática para agarrar o fragmento do parafuso e rodá-lo no sentido contrário ao dos ponteiros do relógio para remover o parafuso.

Se o parafuso estiver fracturado abaixo da superfície do pilar, pode ser removido enganchando a parte superior do parafuso com um explorador e rodando a ponta do explorador no sentido contrário ao dos ponteiros do relógio.

O kit de resgate do parafuso do pilar/ kit de recuperação do parafuso do pilar é útil para remover o parafuso da fratura. O kit contém uma ferramenta de corte na extremidade para agarrar a parte superior do componente fracturado quando é aplicada pressão. É rodado no sentido contrário ao dos ponteiros do relógio para remover o fragmento do parafuso do implante.

Pode preparar-se um "poço" na parte superior do fragmento do parafuso com uma broca redonda pequena e depois com uma broca redonda maior do kit de recuperação. A broca redonda maior é pressionada sobre a superfície superior do parafuso e rodada no sentido contrário ao dos ponteiros do relógio para remover o parafuso. Os instrumentos utilizados para tentar remover o parafuso do pilar partido devem ser utilizados com extremo cuidado para evitar danificar as roscas no interior do implante. Se as roscas internas do implante tiverem sido danificadas, é difícil inserir o parafuso do pilar de substituição. A fratura do implante ocorre normalmente na base do parafuso do pilar central e, na maioria dos casos, ocorre quando o nível ósseo já atingiu este ponto. O fragmento de implante remanescente, que está osseointegrado, é removido com uma "trefina".

IMPLANTE DE MANDÍBULA IRRADIADA:

Muitos doentes que receberam doses tumorais de radiação necessitam de implantes para obterem melhores níveis de conforto, mastigação e estética. O pensamento atual encoraja a colocação de múltiplos implantes em número suficiente para permitir a inserção de próteses totalmente suportadas por implantes.

Uma das principais causas de osteorradionecrose é a pressão dos selins sobre a mucosa sobrejacente, pelo que a sua utilização é desaconselhada. Os consensos favorecem a utilização de oxigénio hiperbárico para a terapia pré-operatória e pós-operatória. Deve decorrer um período de 9 a 12 meses após a radiação antes da cirurgia de implante. Nesta altura, foram registados níveis significativos de revascularização. Os doentes devem ter efectuado profilaxia oral, ter extraído todos os dentes de mau prognóstico antes da radiação, ter deixado de fumar e de utilizar produtos do tabaco e não ter

doença maligna.

Antes da cirurgia de implante, os doentes devem receber 20 tratamentos de oxigénio hiperbárico de 90 minutos cada, a 2 ou 2,4 atmosferas. Três dias antes da cirurgia, instituir um regime antibiótico de Augmentin 500 mg de 12 em 12 horas.

ACESSÓRIOS ORAIS ADICIONAIS:

Podem surgir dificuldades com as fixações extra-orais que, em grande medida, reflectem os problemas encontrados com os dispositivos intra-orais. Podem ocorrer falhas de integração, infecções e fracturas das superestruturas. Os principais problemas estão relacionados com a falta de integração, especialmente dos implantes no rebordo orbital, problemas nos tecidos moles, dificuldades de orientação e falha da prótese. As fixações em osso irradiado colocam problemas específicos.

Falha na integração:

Isto deve-se à dificuldade de encontrar áreas com uma quantidade de osso adequada para a inserção do implante, ao volume relativamente pequeno desse osso e à possibilidade de perda de integração devido a sobrecarga mecânica e infeção. Muitas vezes, a margem de manobra do operador é limitada pela situação clínica e

Tanto o operador como o doente devem ter muito cuidado para controlar a carga e manter elevados padrões de higiene.

Problemas cirúrgicos:

Problemas nos tecidos moles:

Os problemas dos tecidos moles estão principalmente relacionados com a mobilidade excessiva no local do implante e com a falta de higiene escrupulosa. No caso das próteses auriculares, é frequentemente necessário desbastar os tecidos moles antes da colocação do pilar.

Dificuldades de orientação:

Embora a colocação de implantes para   próteses automóveis seja relativamente simples,
No caso dos dispositivos orbitais, é mais difícil. Quando as fixações saem do centro da órbita, o acesso para colocar os pilares é crucial. Consequentemente, pode ser muito difícil tirar impressões e colocar uma superestrutura. O planeamento cuidadoso e a coordenação entre o cirurgião

e o protésico são essenciais para minimizar as dificuldades.

Falha da prótese:

A falha das próteses estabilizadas por implantes é semelhante à dos dispositivos convencionais e deve-se normalmente a uma falha nos bordos ou à fratura dos retentores. Uma vez que não são necessários adesivos, os materiais protéticos têm geralmente uma vida útil mais longa do que os utilizados nas próteses convencionais.

INFLUÊNCIA DA DENSIDADE ÓSSEA NAS TAXAS DE SUCESSO:

Seguindo um protocolo cirúrgico e protético padrão, Adell et al relataram uma taxa de sucesso aproximadamente 10% maior na mandíbula anterior em comparação com a mandíbula anterior. As taxas de insucesso clínico mais elevadas foram observadas nos maxilares posteriores. Por conseguinte, foi observada uma gama de sobrevivência dos implantes consoante a localização.

A pior qualidade óssea no ambiente oral encontra-se nos maxilares posteriores e está associada a taxas de insucesso dramáticas.

A menor taxa de sobrevivência dos implantes está associada à densidade óssea e não à localização. Regra geral, as regiões posteriores da boca têm osso menos denso do que a região anterior, tanto na mandíbula como na maxila. Uma fina camada de osso cortical rodeada por um núcleo de osso trabecular de baixa densidade é classificada como qualidade 4 e os implantes colocados nestas áreas de osso mole têm uma taxa de insucesso máxima.

FALHA DO IMPLANTE:

Um implante ou um dente é diagnosticado, pois é mais fácil descrever um fracasso do que um sucesso.

<u>**SINAIS E SINTOMAS DE FRACASSO DO IMPLANTE:**</u>

1. Mobilidade horizontal superior a 0,5 mm ou qualquer movimento vertical clinicamente observado com uma força inferior a 500 gm.

2. Perda óssea rápida e progressiva, independente da redução do stress e da terapia peri-implantar.

3. Dor durante a percussão e função.

4. Exsudação contínua e descontrolada apesar das tentativas cirúrgicas de correção.

5. Radiolucência generalizada à volta do implante.

6. Implantes inseridos numa posição incorrecta que os torna inúteis para o suporte protético. Qualquer uma destas condições indica uma falha e a necessidade de remoção do implante.

Uma exceção podem ser os sleepers, que são concebidos para ajudar a manter o osso por baixo das restaurações suportadas por tecidos moles. Qualquer implante não saudável é tratado de forma semelhante a um dente natural com condições semelhantes. A aplicação de uma manutenção agressiva do implante é garantida com qualquer mobilidade horizontal detetável, exsudado, uma profundidade de bolsa de 5 mm, uma taxa de hemorragia de 2 ou mais e uma sensibilidade ligeira à percussão e à função.

A decisão final sobre o sucesso de um implante cabe ao dentista que efectua o tratamento dentário contínuo do doente.

São necessários critérios para definir o sucesso do implante versus o seu afrouxamento ou fracasso. Foram propostos vários critérios para avaliar o sucesso dos implantes:

1. Instituto Nacional de Saúde dos EUA, 1978:

- Perda óssea não superior a um terço da altura vertical do implante
- Bom equilíbrio oclusal e dimensão vertical
- Inflamação gengival tratável
- Mobilidade inferior a 1 mm noutra direção
- Ausência de sintomas e de infeção
- Ausência de danos no dente adjacente
- Ausência de parestesia e anestesia do canal mandibular

- Tecido de colagénio saudável sem PMNs
- Prestação de serviços funcionais durante 5 anos em 75% dos casos

2. Albrektsson et al 1986

- Os implantes são clinicamente imóveis
- Uma radiografia que não mostra evidência de radiolucência peri-implantar.
- Perda óssea vertical inferior a 0,2 mm por ano após o primeiro ano de utilização do implante.
- O desempenho individual do implante deve ser caracterizado pela ausência de sinais e sintomas persistentes e irreversíveis, como dor, infeção, neuropatia, parestesia ou violação do canal mandibular.
- Taxa de sucesso de 85% no final de um período de observação de 5 anos e de 80% no final de um período de 10 anos como critérios mínimos de sucesso.

Academia Americana de Periodontologia 2000

- Ausência de sinais/sintomas persistentes, como dor, infeção, neuropatias, parestesias e violação de estruturas vitais.
- Imobilidade do implante
- Sem radiolucência peri-implantar contínua
- Perda óssea progressiva insignificante (menos de 0,2 mm por ano) após remodelação fisiológica durante o primeiro ano de funcionamento.
- Satisfação do doente/dentista com a restauração suportada por implantes

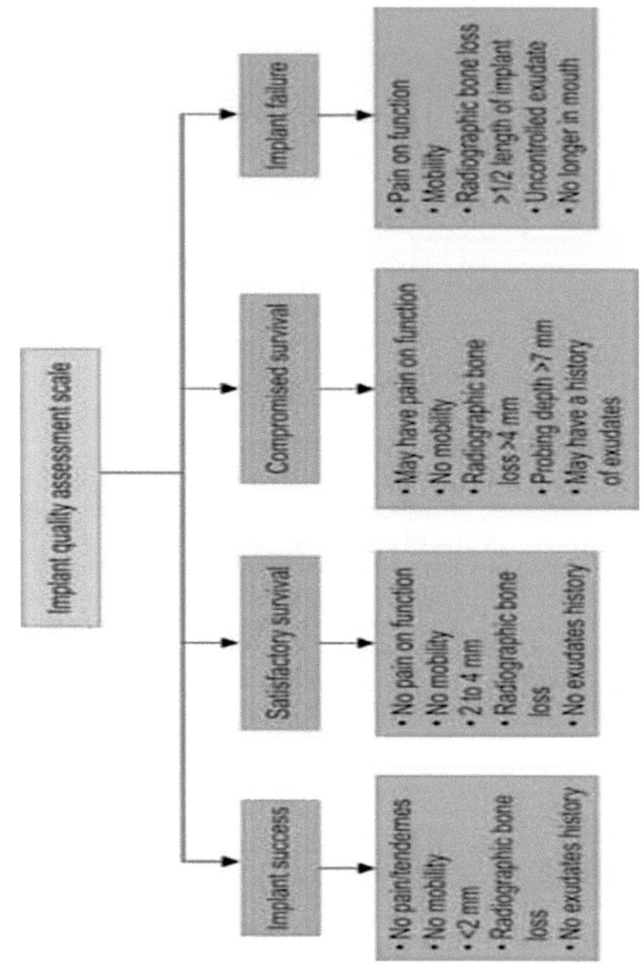

Implant quality assessment scale

Implant failure
• Pain on function
• Mobility
• Radiographic bone loss >1/2 length of implant
• Uncontrolled exudate
• No longer in mouth

Compromised survival
• May have pain on function
• No mobility
• Radiographic bone loss >4 mm
• Probing depth >7 mm
• May have a history of exudates

Satisfactory survival
• No pain on function
• No mobility
• 2 to 4 mm
• Radiographic bone loss
• No exudates history

Implant success
• No pain/tenderness
• No mobility
• <2 mm
• Radiographic bone loss
• No exudates history

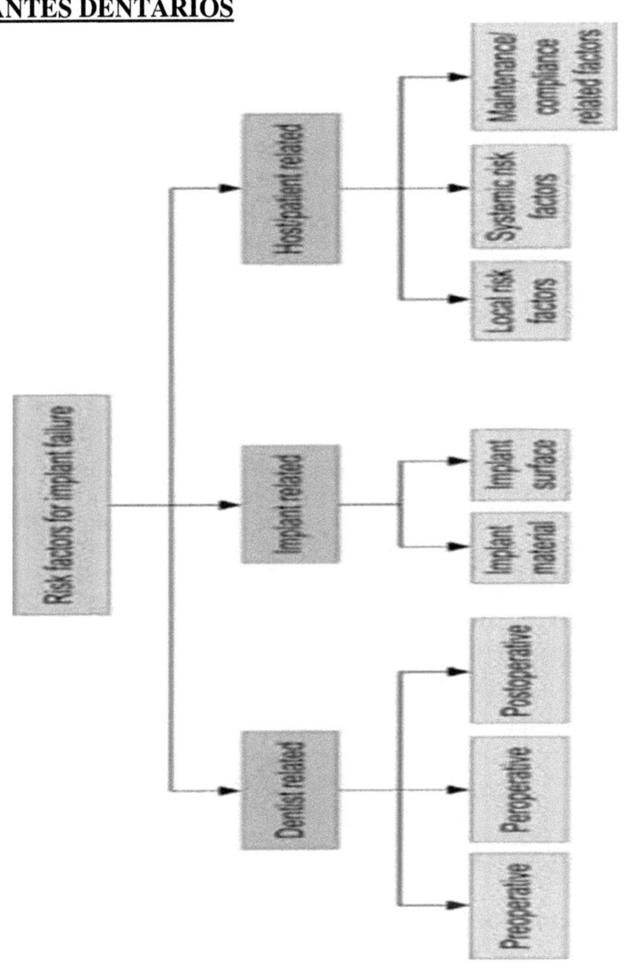
Risk factors for implant failure
Host/patient related
Implant related
Dentist related
Maintenance/ compliance related factors
Systemic risk factors
Local risk factors
Implant surface
Implant material
Postoperative
Peroperative
Preoperative

PARÂMETROS UTILIZADOS PARA AVALIAR IMPLANTES DEFEITUOSOS/FALHADOS

SINAIS CLÍNICOS DE INFECÇÃO PRECOCE OU TARDIA

Uma infeção marginal progressiva pode levar ao fracasso do implante. No entanto, os sinais clínicos de infeção, tais como tecido mole hiperplásico, supuração (espontânea, à sondagem ou sob pressão), inflamação, fistulação, descoloração dos tecidos marginais peri-implantares, etc., são sinais que requerem intervenção.

SANGRAMENTO À PALPAÇÃO

A hemorragia à sondagem tem sido utilizada para medir a condição do tecido peri-implantar.

PROFUNDIDADES DE SONDAGEM

A profundidade de sondagem à volta dos dentes é um meio excelente e comprovado de avaliar a saúde passada e presente dos dentes naturais, mas pode ter pouco valor de diagnóstico se não for acompanhada de sinais (por exemplo, radiolucências radiográficas, exsudado purulento, hemorragia) e/ou sintomas (por exemplo, desconforto, dor). O benefício da sondagem do sulco do implante tem sido questionado na literatura, devido à falta de critérios científicos sólidos. O aumento da profundidade de sondagem ao longo do tempo pode indicar perda óssea, mas não necessariamente doença no caso de um implante endósseo.

DOR OU SENSIBILIDADE

Os resultados subjectivos de dor ou sensibilidade associados ao corpo de um implante são mais difíceis de avaliar do que no caso dos dentes naturais. Quando o implante tiver atingido a cicatrização primária, a ausência de dor sob forças verticais ou horizontais é um critério subjetivo primário. A dor não deve estar associada ao implante após a cicatrização. Quando ocorre, deve-se normalmente a um componente protético mal ajustado ou à pressão da prótese sobre os tecidos moles.

MOBILIDADE CLINICAMENTE PERCEPTÍVEL

A mobilidade é sempre um sinal claro de fracasso. Assim que o clínico tiver distinguido entre a mobilidade de um pilar mal ligado e a mobilidade do implante subjacente, deve suspeitar-se que o implante está rodeado por uma cápsula de tecido fibroso. Ocasionalmente, a mobilidade clinicamente discernível pode estar presente sem alterações ósseas radiográficas distintas. Por conseguinte, a mobilidade é o principal sinal de fracasso do implante.

SOM ABAFADO À PERCUSSÃO

Foi sugerido que um som ténue após a percussão é indicativo de encapsulamento dos tecidos moles, enquanto um som claro de cristalização indica uma osteointegração bem sucedida. Embora este seja um teste bastante subjetivo sem uma base científica sólida, pode fornecer uma indicação útil ao examinador.

<u>MÉTODOS DE REMOÇÃO DE IMPLANTES</u>

Um implante móvel pode ser facilmente removido por rotação no sentido contrário ao dos ponteiros do relógio com uma chave de fendas, técnica de catraca de contra-torque (CTRT) ou fórceps. A rotação com um mínimo de deslocação reduz o trauma e os danos no osso e nos tecidos moles circundantes. Os métodos de remoção de implantes imóveis incluem: a utilização de catracas de contra-torque, dispositivos de remoção de parafusos, pontas piezoeléctricas, brocas de alta velocidade, elevadores, fórceps e brocas de trefina.

A CTRT é a técnica menos invasiva para remover um implante sem danificar as estruturas circundantes. A utilização da CTRT só deve ser considerada se o implante puder ser enganchado e novamente aparafusado até se mover. A técnica do parafuso invertido (RST) está indicada na remoção de um implante fracturado quando a ligação está danificada ou na remoção de um implante ligado externamente quando a catraca não pode ser engatada para utilizar a CTRT. As pontas piezoeléctricas e as brocas de alta velocidade podem ser utilizadas em condições em que a CTRT e a RST não são úteis para soltar o pilar.

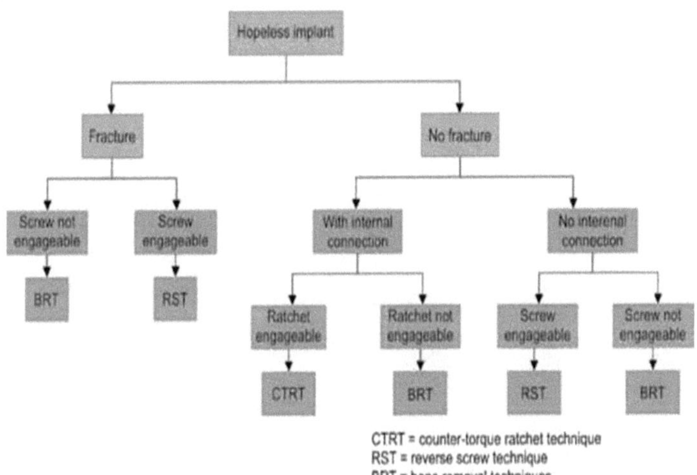

ALTERNATIVAS DE TRATAMENTO APÓS A REMOÇÃO DE IMPLANTES FALHADOS

A literatura relativa às alternativas de tratamento após a perda de implantes dentários pode ser descrita como insignificante. A decisão sobre qual destas alternativas deve ser selecionada é complexa e envolve tanto considerações biológicas e mecânicas como aspectos psicológicos, sendo as considerações económicas um parceiro silencioso. O tratamento escolhido deve ser uma decisão de equipa, na qual o cirurgião, o cirurgião restaurador e o paciente têm uma palavra a dizer, em pé de igualdade, sobre o resultado final.

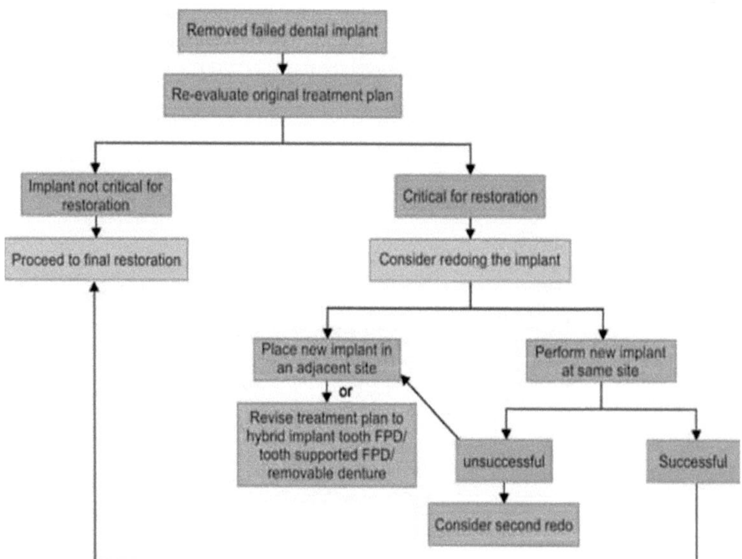

<u>RESUMO</u>

Seguindo a máxima de De Vans de que é mais importante preservar meticulosamente o que resta do que substituir meticulosamente o que falta, a utilização de implantes dentários tem de ultrapassar muitos dos inconvenientes das próteses fixas e removíveis convencionais. As características mais desejáveis de um implante são aquelas que asseguram que a interface tecido-implante será rapidamente estabelecida e depois mantida com firmeza. Anteriormente, o sucesso a longo prazo dos implantes dentários baseava-se no estado de osseointegração, que era medido por parâmetros como a mobilidade, a supuração e a perda óssea peri-implantar. No entanto, mais recentemente, os implantes têm também de cumprir determinados requisitos estéticos e funcionais.

O sucesso dos implantes dentários é difícil de prever, uma vez que depende de vários factores biomecânicos. É difícil avaliar se as várias modificações dos implantes mais recentes melhoram o desempenho, e foi demonstrado que podem ocorrer falhas mesmo com os melhores cuidados. Os implantes dentários podem falhar por diferentes razões, com uma gama que distingue entre uma complicação e uma falha. Um grau de complicação impossível de gerir é considerado uma falha. A falha do implante é um resultado final estático que exige a remoção de um implante defeituoso.

Existem várias formas de classificar as possíveis complicações que podem surgir. Podem ser designadas como precoces ou tardias, cirúrgicas ou protésicas, biológicas ou estruturais, funcionais ou estéticas, relacionadas com os tecidos duros ou moles. Esta classificação ajuda a relacioná-las com a fase do tratamento e não com o tipo específico de complicação encontrada. É de notar que as complicações numa área podem afetar a outra e, por conseguinte, por vezes não existe uma diferenciação clara entre elas.

CONCLUSÃO

Apesar das elevadas taxas de sucesso e estabilidade dos implantes dentários, ocorrem falhas. Enquanto o trauma cirúrgico, juntamente com o volume e a qualidade do osso, são frequentemente considerados os factores etiológicos mais importantes para as falhas precoces dos implantes, a etiologia das falhas tardias é mais controversa. A deteção e o tratamento precoces da perda óssea progressiva em redor dos implantes dentários através de desbridamento mecânico, terapia antimicrobiana e terapia regenerativa são as chaves para evitar os fracassos precoces dos implantes.

A perda de um implante dentário é um problema cada vez mais frequente na prática clínica, que é suscetível de se intensificar nos próximos anos, uma vez que o número de implantes colocados anualmente continua a aumentar. A árvore de decisão deve ter como objetivo ajudar e simplificar o processo de seleção da alternativa adequada após a ocorrência de uma falha. O insucesso dos implantes dentários deve ser entendido como parte do risco global e das consequências da medicina dentária moderna.

Procedimentos cirúrgicos e protéticos diligentes e exactos são fundamentais para o sucesso do tratamento com implantes, mas a manutenção dos implantes pode ser igualmente importante para garantir um prognóstico favorável a longo prazo. A responsabilidade do profissional de medicina dentária em fornecer tratamento de apoio e educação para a manutenção dos implantes dentários é crucial.

REFERÊNCIAS

1. Adrianne Schmitt et al; The notion of implant supported overdentures; J Prosthet Dent; 1998; 79:60-5.

2. AdelI. R; Clinical results of osseointegrated implant supported fixed prostheses in edentulous jaws; J Prosthet Dent; 1983; 50:251-54.

3. T. Albrektsson; A multicenter report on osseointegrated oral implants; J Prosthet Dent; 1988; 60:75-84.

4. Ann. M. Parein et al; Implant reconstruction in the posterior mandible: A long term retrospective study; J Prosthet Dent; 1997; 78:34-42.

5. Cynthia. P. Thiel et al; Combination syndrome associated with a mandibular implant-supported overdenture: A clinical report; J Prosthet Dent; 1996; 75:107-113.

6. Charles. J. Goodacre et al; Clinical complications with implant and implant prostheses; J Prosthet Dent; 2003; 90:121-32.

7. Edardo Torrado et al; A comparison of the porcelain fracture resistance screw retained and cement retained implant supported metal ceramic crowns; J Prosthet Dent; 2004; 91:532-7.

8. M. E. Geertman et al; Clinical aspects of a multicenter clinical trial of implant retained overdentures in patients with severely resorbed mandible; J Prosthet Dent; 1996; 75: 194-204.

9. Jacob. R et al; Maxillary bone resorption in patients with mandibular implant-supported overdentures of fixed prostheses; J Prosthet Dent; 1993; 70: 135-40.

10. James. C. Taylor et al; Failure of hydroxyapatite coated endosteal implant: A clinical report; J Prosthet Dent; 1996; 75; 353-5.

11. . A. Lang et al; The effect of use of counter torque device on the abutment implant complex; J Prosthet Dent; 1999; 81 :411-17.

12. Martin Gross et al; Manual closing torque in five implant abutment systems: An in vitro comparative study; J Prosthet Dent; 1997;8.1 ;574-8.

13. E. A. McGlumphy et al; A comparison of stress transfer characteristics of a dental implant with a rigid or a resilient internal element; J Prosthet Dent; 1989;62;586-93.

14. Mohammed Moataz Khamis; A comparison of the effect of the different occlusal forms in mandibular implant overdentures; J Prosthet Dent; 1998; 79:422-29.

15. Naert. L et al; A six year Prosthodontic study on 509 consecutively inserted implants in the treatment of partial edentulism; J Prosthet Dent; 1992;67:236- 45.

16. Nancy. R. Chaffee; Periapical abscess formation and resolution adjacent to dental implants: A clinical report; J Prosthet Dent; 2001; 85: 1 09-112.

17. Periklis Proussaefs ct al; Immediate loading of hydroxyapatite-coated implants in maxillary premolar area: Three tear results of a pilot study; J Prosthet Dent; 2004; 91; 228-33.

18. Richard Skalak; Biomechanical considerations in osseointegrated prostheses; J Prosthet Dent; 1983; 49:843-48.

19. Regina Mericske-Stern; Treatment results with implant-supported overdentures: Clinical considerations; J Prosthet Dent; 1998; 79:66-73.

20. M. R. Reiger et al; Finite clement analysis of six endosteal implants; J Prosthet Dent; 1990;63;671-6.

21. Robert. L. Simon; Single implant supported molar and premolar crowns: A ten-year retrospective clinical report; J Prosthet Dent; 2003; 90:517-21.

22. S. Ross Bryant et al; Crestal bone loss proximal to oral implants in older and younger adults; J Prosthet Dent; 2003;89:589-97.

23. Roy. L Bodine et al; quarenta anos de experiência com próteses suportadas por implantes subperiosteais em 41 pacientes edêntulos; J Prosthet Dent; 1996; 75:33-44.

24. Sawako Yokoyama et al; The influence of implant location and length on stress distribution for three unit implant supported posterior cantilever fixed partial dentures; J Prosthet Dent; 2004; 91 :234-40.

25. R. Steven Boggan et al; Influência da geometria do hexágono e da largura da mesa protética na resistência estática e à fadiga dos implantes dentários; J Prosthet Dent; 1999;82;436- 40.

26. D. van Steenburghe *; Uma* avaliação multicêntrica retrospetiva ou taxa de sobrevivência de fixações osseointegradas que suportam próteses parciais fixas no tratamento de edentulismo pal1ial; J Prosthet Dent; 1989;61 ;217-23.

27. I. P. van Rossen et al; Stress absorbing elements in dental implants;

V 1990; 64: 198-205.

28. Young Hwan et al; Freestanding and multiunit immediate loading of expandingable implant - An up-to-40-month prospective survival study; J Prosthet Dent; 2001; 85; 148-55.

29. Youssef AI Jabbari et al; Implantodontia para pacientes geriátricos: uma revisão da literatura; Quintessence International Indian Edition; 2003; 3(3): 30 34.

30.LiranLEVIN; Dealing with dental implant failures ; J Appl Oral Sci. 2008;16(3):171-5

31. Satyanarayana Raju et al; Implant failures and Diagnosis And Management ; Jpd ;2015

32. Yener Oguz et al ;Remoção de implantes fracturados e substituição por implantes novos.
Ones ; Journal of Oral Implantology; Vol. XLI/No. One/2015

33. Se-Lim Oh et al ; Sobrevivência de implantes dentários em locais após falha do implante:
Uma revisão sistemática ;THE JOURNAL OF PROSTHETIC DENTISTRY: 202

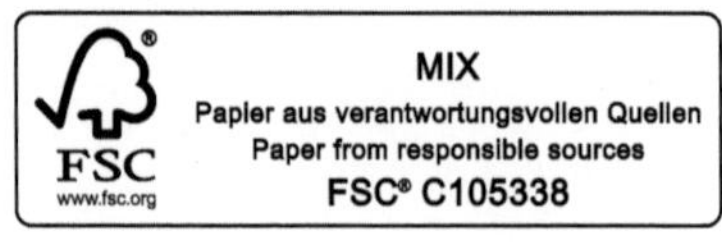

Printed by Books on Demand GmbH, Norderstedt / Germany